Vishwas Kadam
Prashant Suvarna

Dermatoglifia palmar em pacientes com carcinoma espinocelular oral

Vishwas Kadam
Prashant Suvarna

Dermatoglifia palmar em pacientes com carcinoma espinocelular oral

Um marcador genético de baixo custo para prevenir ou intercetar a doença iminente

ScienciaScripts

Imprint

Any brand names and product names mentioned in this book are subject to trademark, brand or patent protection and are trademarks or registered trademarks of their respective holders. The use of brand names, product names, common names, trade names, product descriptions etc. even without a particular marking in this work is in no way to be construed to mean that such names may be regarded as unrestricted in respect of trademark and brand protection legislation and could thus be used by anyone.

Cover image: www.ingimage.com

This book is a translation from the original published under ISBN 978-3-659-85086-8.

Publisher:
Sciencia Scripts
is a trademark of
Dodo Books Indian Ocean Ltd. and OmniScriptum S.R.L publishing group

120 High Road, East Finchley, London, N2 9ED, United Kingdom
Str. Armeneasca 28/1, office 1, Chisinau MD-2012, Republic of Moldova, Europe
Printed at: see last page
ISBN: 978-620-3-58126-3

Índice

CAPÍTULO 1

INTRODUÇÃO

As palmas das mãos e as plantas dos pés de todos os primatas têm pele estriada. O estudo dos padrões da pele estriada é designado por dermatoglifia. É uma ciência relativamente nova, que envolve o estudo de padrões finos de cristas dérmicas nos dedos, palmas das mãos e plantas dos pés de todos os primatas. Cummins e Midlo (1926) cunharam o termo dermatoglifia (derma = pele; glifos = entalhes).[1]

A maioria dos traços dermatoglíficos desenvolve-se *no útero* durante as semanas 17 a 24 e permanece inalterada durante toda a vida do indivíduo. O interesse generalizado pelas cristas epidérmicas só se desenvolveu nas últimas décadas, quando se tornou evidente que muitos doentes com aberrações cromossómicas apresentavam formações de cristas invulgares. Foi demonstrado que as configurações invulgares das cristas existem não só em doentes com anomalias cromossómicas, mas também em doentes com doenças de um único gene e em alguns em que a base genética da doença não é clara. Por conseguinte, a análise dos traços dermatoglíficos pode fornecer informações sobre perturbações intra-uterinas e, possivelmente, até sobre anomalias genéticas.[1, 7, 8]

Nos últimos trinta anos, foram publicados mais de quatro mil artigos sobre o significado dos padrões dermatoglíficos das cristas cutâneas em doenças médicas. Embora muitos deles se tenham restringido ao estudo de doenças genéticas ou congénitas, nem todos se relacionam apenas com doenças cromossómicas. Foram também realizadas investigações significativas sobre os indicadores dermatoglíficos de doenças cardíacas congénitas, leucemia, diferentes tipos de cancro, doença celíaca, distúrbios intestinais, embriopatia da rubéola, doença de Alzheimer, esquizofrenia, bem como 13 outras formas de doença mental.[13]

O estado atual da dermatoglifia médica é tal que o diagnóstico de algumas doenças pode agora ser feito apenas com base na análise dermatoglífica e, atualmente, vários investigadores de dermatoglifia afirmam um grau muito elevado de precisão na sua capacidade de prognóstico a partir das caraterísticas das mãos. Além disso, ao longo de décadas de investigação científica, a mão passou a ser reconhecida como um instrumento poderoso no diagnóstico de condições psicológicas, médicas e genéticas.[13]

O consumo de tabaco é a principal causa evitável de morte prematura em todo o mundo. As provas epidemiológicas e experimentais indicam uma relação causal entre o tabaco (fumador e não fumador) e o carcinoma espinocelular oral.[2, 3]

O cancro oral tem vindo a aumentar de forma constante nos últimos anos e ocupa atualmente o quinto lugar na perspetiva global da incidência do cancro. Na Índia, o cancro oral ocupa o primeiro lugar entre todos os cancros nos homens e o terceiro lugar entre os cancros nas mulheres.[5]

A maioria das doenças baseia-se em três factores principais - estilo de vida, factores ambientais e suscetibilidade - e parece que o carcinoma espinocelular da cabeça e do pescoço é influenciado de forma semelhante. É digno de nota o facto de que, embora um grande espetro de indivíduos se entregue ao tabaco e a hábitos relacionados, apenas uma fração dessas pessoas desenvolve carcinoma espinocelular oral. A suscetibilidade do hospedeiro deve, portanto, desempenhar um papel importante. As diferenças geneticamente determinadas entre estes indivíduos explicariam a suscetibilidade.[6, 28]

Este estudo foi realizado para estudar e analisar os padrões de impressões digitais e palmares de doentes com CCEO e de indivíduos (como grupo de controlo) com hábitos tabágicos e afins, mas sem quaisquer lesões induzidas pelo tabaco. O objetivo do estudo era determinar se existem padrões dermatoglíficos específicos que nos ajudassem a prever a probabilidade de ocorrência de CCEO. A partir destes padrões específicos, foi feita uma tentativa de identificar os doentes de alto risco com hábitos e padrões semelhantes, de modo a que possam ser instituídas medidas preventivas precoces nestes indivíduos susceptíveis, a fim de evitar a ocorrência de CCEO.

CAPÍTULO 2

FINALIDADE E OBJECTIVOS

-1- <u>**AIM:-**</u>

Estudar a dermatoglifia palmar em doentes com carcinoma espinocelular oral (CEC).

-2- <u>**OBJECTIVOS:-**</u>

1) Estudar os padrões de impressões digitais e palmares de doentes com CCEO e de indivíduos com hábitos tabágicos e afins, mas sem quaisquer lesões induzidas pelo tabaco.

2) Analisar os padrões de impressões digitais e palmares dos dois grupos de estudo - tanto qualitativa como quantitativamente.

3) Para determinar se existem padrões dermatoglíficos específicos que nos ajudariam a prever a ocorrência de CCEO.

4) Identificar os doentes de alto risco entre o grupo de controlo, de modo a que possam ser instituídas medidas preventivas precoces para evitar a ocorrência de CCEO.

CAPÍTULO 3

REVISÃO DA LITERATURA

Dermatoglifos

Schaumann e Alter (1976) - As palmas das mãos e as plantas dos pés de todos os primatas têm pele estriada. O estudo dos padrões da pele estriada é designado por dermatoglifia. É uma ciência relativamente nova, que envolve o estudo de padrões finos de cristas dérmicas nos dígitos, palmas das mãos e plantas dos pés de todos os primatas. Cummins e Midlo (1926) propuseram a palavra dermatoglifia (derma=pele; glifos=escultura).[1]

História do estudo dermatoglífico

-1- John Evangelist Purkinji (1823), professor de anatomia na Universidade de Breslau, publicou a sua investigação sobre a classificação dos padrões das impressões digitais.[13]

-2- Sir Francis Galton (1982, 1985), antropólogo britânico e primo de Charles Darwin, publicou os seus livros -Finger **prints**" (1892) e -Fingerprint **Diretories**" (1895), justamente considerados como clássicos no campo da investigação dermatoglífica inicial, estabelecendo a individualidade e a permanência das impressões digitais. O livro "Impressões digitais" incluía o primeiro sistema de classificação das impressões digitais.[7]

-3- Harrold Cummins, "O **Pai da Dermatoglifia**" e C. Midlo (1926), estudaram todos os aspectos da análise das impressões digitais, desde a antropologia à genética e à perspetiva da embriologia.[13]

-4- Harrold Cummins e C. Midlo (1961), publicaram -Finger **Prints, Palms and Soles**", uma bíblia no domínio da dermatoglifia.[60]

-5- O Dr. Julius Spier (1944), publicou "As **Mãos das Crianças**", analisando o desenvolvimento psicológico da personalidade das crianças através do método Dermatoglífico.[13]

-6- Holt S. B. (1968), publicou "The **Genetics of Dermal Ridges**" em 1968, resumindo a sua investigação sobre os padrões dermatoglíficos dos dedos e das palmas das mãos em várias pessoas, tanto normais como afectadas congenitamente.[63]

-7- Schaumann e Alter (1976) publicaram -Dermatoglyphics **in Medical Disorders**", que incluía investigações significativas sobre os indicadores dermatoglíficos de doenças cardíacas congénitas, leucemia, cancro, doença celíaca, distúrbios intestinais, embriopatia da rubéola, doença de Alzheimer, esquizofrenia e outras formas de doença mental.[1]

-8- URSS (década de 1970) - Utilizou dermatoglifos na seleção dos atletas para os Jogos Olímpicos.[13]

-9- China (década de 1980) - Investigação sobre o potencial humano, a inteligência e os talentos na perspetiva da dermatoglifia e do genoma humano.[13]

-10- Dr. Chen Yi Mou (1985) - Estudou os dermatoglifos com base na teoria da inteligência múltipla do Dr. Howard Gardner. Foi o primeiro a aplicar o conceito de dermatoglifia no domínio da educação e da fisiologia cerebral.[13]

-11- O Dr. Stowens (anos 2000), patologista-chefe do St. Luke's Hospital, Nova Iorque, afirmou ser capaz de diagnosticar esquizofrenia e leucemia com uma precisão de até 90% com a ajuda do estudo dermatoglífico. O Dr. Alexander Rodewald, na Alemanha, relatou uma precisão de 90% na identificação de anomalias congénitas com a ajuda do estudo dermatoglífico.[13]

-12- IBMBS (2004) - International Behavioral & Medical Biometrics Society, foram publicados mais de 7000 relatórios e teses sobre dermatoglifos.[13]

-13- Malásia (2007) - "Relatório de análise inteligente múltipla de dermatoglifos" O centro de testes pretende promover este conhecimento de forma agressiva, esperando contribuir para o domínio da educação na Malásia.[13]

Atualmente, os EUA, o Japão, a China e Taiwan aplicaram a dermatoglifia no domínio da educação, esperando melhorar a qualidade do ensino e aumentar a eficiência da aprendizagem através do conhecimento dos vários tipos de estilo de aprendizagem.[13]

Caraterísticas notáveis das cristas dérmicas:

As cristas dérmicas têm várias caraterísticas notáveis, que as tornam importantes, pelas seguintes razões

1. Os padrões das cristas epidérmicas nas mãos e plantas dos pés estão completamente desenvolvidos à nascença e, a partir daí, permanecem inalterados durante toda a vida.

2. Durante a vida pós-natal, não são afectados pelo ambiente ou por outros factores relacionados.

3. Embora os padrões formados pelas cristas variem em tamanho, forma e estrutura detalhada, podem ser classificados em vários tipos principais.

4. A digitalização dos padrões dos rebordos ou o registo das suas impressões permanentes (ou seja, impressões) podem ser realizados rapidamente, a baixo custo e sem qualquer trauma para o paciente.

5. Podem ser inspeccionados para detetar anomalias imediatamente após o nascimento. [1, 7, 8, 9.]

-1- Babler et al (1991) Os traços dermatoglíficos são marcadores amplamente utilizados em análises do desenvolvimento fetal, perturbações do desenvolvimento, doenças e genética. A maior parte dos traços dermatoglíficos desenvolvem-se *no útero* durante as semanas 17 a 24 e permanecem inalterados durante a vida do indivíduo. Por conseguinte, a análise dos traços dermatoglíficos pode fornecer informações sobre perturbações intra-uterinas e, possivelmente, até sobre anomalias genéticas.[14]

-2- Schaumann B et al (1976) As caraterísticas dermatoglíficas mais frequentemente analisadas incluem descrições dos padrões dos dedos, padrões hipotenares, padrão tenar/áreas I1, I2, I3 e I4, medições da contagem de cristas entre os trirrádios a e b (pontos formados pela convergência de três padrões de cristas) e medição do ângulo *atd*, o ângulo que existe entre os trirrádios a, d e t na palma da mão.[1]

-3- Penrose L. S. (1971) Desde tempos muito antigos que as palmas das mãos humanas têm sido estudadas por adivinhos e adivinhas, através do exame de pregas e outras marcas, não só para determinar o carácter de uma pessoa e a sua história passada, mas também para prever o seu futuro. O estudo dos vincos é muito antigo, datando na Índia do período Veda e na China possivelmente mais cedo.[10]

-4- Whitelaw WA (2002) As impressões digitais, tal como as pregas palmares, há muito que entretêm as mentes de homens e mulheres. Em 3000 a.C., o imperador da China utilizou a impressão do seu polegar para selar documentos. A tradição continuou e, em 400 a.C., há provas de que os oleiros chineses utilizavam as impressões digitais do polegar para indicar a propriedade. [th]Os dermatoglifos desapareceram da história durante um período de tempo, até que o interesse pelo assunto voltou a ser renovado no final do século XVII, com o trabalho de Nehemiah Grew e dos seus contemporâneos, que publicaram a primeira descrição das cristas epidérmicas.[11]

-5- Penrose L. S. (1968) Durante quase um século e meio não se registaram avanços notáveis, mas em 1823, Purkinje descreveu nove tipos de padrões no dedo. O primeiro estudo sistemático sobre o assunto foi, no entanto, efectuado por Francis Galton por volta de 1890. Os seus dois livros "Finger prints" (1892) e "Fingerprint Diretories" (1895) são justamente considerados clássicos no domínio da investigação dermatoglífica inicial, o que estimulou o interesse de vários investigadores científicos, como antropólogos, zoólogos, geneticistas e criminologistas.[12]

A evolução do estudo dos dermatoglifos

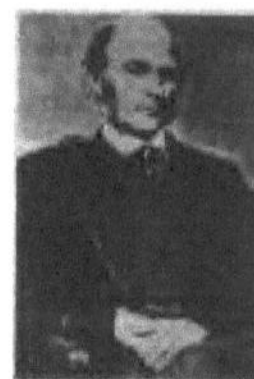
Francis Galton (1822-1911)

Sir Francis Galton, antropólogo britânico e primo de Charles Darwin, efectuou uma investigação aprofundada sobre o significado dos padrões das cristas da pele. A sua classificação dos padrões das impressões digitais era consideravelmente mais simples do que a proposta por Purkinje, delineando apenas três tipos principais de padrões.[13]

Galton identificou o tríradio como sendo o indicador significativo de um tipo de padrão de impressão digital e, por conseguinte, baseou a sua classificação no número de tríradios que se encontram em cada padrão. Para Galton, existem apenas três tipos principais de padrão: o arco simples (sem tríradios), o laço (com um tríradio) e o verticilo (com dois tríradios). Embora reconheça os outros padrões principais que podem ser encontrados na mão, inclui-os nesta classificação tripla primária. Por conseguinte, os arcos de tenda tornam-se um tipo de laço, enquanto os laços duplos se tornam um tipo de verticilo. Embora o seu sistema de classificação possa ser suficiente para efeitos de identificação criminal, é evidente que deixa muito a desejar em termos de discriminação das diferentes qualidades psicológicas associadas a cada tipo.[13]

Infelizmente, foi este sistema de classificação, e não o de Purkinje, que foi adotado tanto pela polícia como pelos dermatoglifistas, o que deve ser tido em conta quando se analisam as estatísticas das impressões digitais provenientes de qualquer uma destas fontes.[13]

No entanto, Galton é talvez a figura mais influente em todo o estudo dos padrões das cristas da pele das mãos e muitos dos seus métodos de análise das impressões digitais foram transpostos para o trabalho de investigações dermatoglíficas genéticas posteriores. O seu interesse pela hereditariedade centrou-se na possibilidade de elevar os padrões de saúde física e mental da população em geral e viu no estudo das impressões digitais um meio de iniciar investigações sobre a genética humana com este objetivo em mente.

Com este objetivo, em 1895, criou o Galton Laboratory for Eugenics (um termo que ele próprio cunhou em 1883), na Universidade de Londres, que mais tarde viria a realizar extensas investigações sobre o significado genético da mão, bem como a investigar correlações entre padrões dermatoglíficos e anomalias cromossómicas conhecidas. As suas duas obras "Fingerprints" (1892) e "Fingerprint Diretories" (1895) são justamente consideradas como clássicos no domínio da investigação dermatoglífica inicial e estimularam o interesse de todo o tipo de investigadores científicos, como antropólogos e zoólogos, bem como geneticistas e criminologistas.[13]

Após o trabalho pioneiro inicial de Galton, muitas outras investigações foram efectuadas para desenvolver esta ciência incipiente da dermatoglifia. Na América, H. H. Wilder (1902) iniciou investigações sobre dermatoglifia comparativa, produzindo trabalhos sobre a metodologia e a morfologia dos dermatoglifos palmares e plantares. H. Poll e J. Dankmeijer investigaram a distribuição dos dermatoglifos entre diferentes raças e K. Bonnevie (1924) investigou a embriologia dos dermatoglifos e efectuou estudos sobre a herança genética dos padrões dermatoglíficos.[13]

A investigação científica da mão começava a provar, sem margem para dúvidas, que a mão era de facto um estudo digno das mentes mais brilhantes e que podia revelar não só informações genéticas e médicas vitais sobre um indivíduo, mas também algo da singularidade psicológica de cada pessoa. Com a descoberta do significado dos dermatoglifos, o estudo da mão começava verdadeiramente a atingir a maioridade.[13]

No segundo quartel do século XX, o campo era dominado por Harold Cummins, professor de anatomia microscópica na Universidade de Tulane. Em 1926, cunhou a palavra dermatoglifia juntamente com Charles Midlo. Em 1929, juntamente com outros, incluindo Midlo e os Wilders, publicou um dos trabalhos mais referidos até à data sobre metodologia dermatoglífica. Ao longo dos anos, sozinho e com colaboradores, publicou numerosos estudos neste domínio, bem como o seu famoso livro de 1943,

"Fingerprints, Palms and Soles", uma bíblia no domínio da dermatoglifia.[13]

Penrose, Cummins e Midlo revelaram caraterísticas dermatoglíficas na síndrome de Down e provaram que a mão poderia ser de particular importância no estudo de doenças de origem genética. Penrose realizou ainda extensas investigações sobre as doenças cromossómicas e as suas manifestações dermatoglíficas, considerando não só as trissomias mais comuns, como a síndrome de Down, a síndrome de Edward e a síndrome de Patau, mas também iniciando investigações sobre outras doenças cromossómicas raras, como a síndrome de "Cri du Chat" e a síndrome de Klinefelter. Penrose também contribuiu para o desenvolvimento da dermatoglifia, estabelecendo vários procedimentos e práticas metodológicas importantes. Em 1967, presidiu a um simpósio internacional convocado para normalizar a nomenclatura e a terminologia dermatoglífica. Sarah Holt publicou o seu trabalho "The Genetics of Dermal Ridges" (A genética das cristas dérmicas) na década de 1968.[13]

Nos últimos trinta anos, foram publicados mais de quatro mil artigos sobre o significado dos padrões das cristas cutâneas. Embora muitos deles se tenham restringido ao estudo de doenças genéticas ou congénitas, nem todos se relacionam apenas com doenças cromossómicas. Foram também realizadas investigações significativas sobre os indicadores dermatoglíficos de doenças cardíacas congénitas, leucemia, cancro, doença celíaca, distúrbios intestinais, embriopatia da rubéola, doença de Alzheimer, esquizofrenia e outras formas de doença mental. O estado atual da dermatoglifia médica é tal que o diagnóstico de algumas doenças pode agora ser feito apenas com base na análise dermatoglífica e, atualmente, vários investigadores de dermatoglifia afirmam um grau muito elevado de precisão na sua capacidade de prognóstico a partir das caraterísticas das mãos.[13]

O estudo moderno da mão está, portanto, muito longe da imagem popular do leitor de mãos adivinho que pronuncia encantamentos misteriosos numa linguagem arcana. Para além disso, através de décadas de investigação científica, a mão passou a ser reconhecida como uma ferramenta poderosa no diagnóstico de condições psicológicas, médicas e genéticas.[13]

Embriologia

A diferenciação das cristas dérmicas ocorre no início do desenvolvimento fetal. As cristas desenvolvem-se em relação às almofadas volares. As configurações das cristas resultantes são determinadas geneticamente e influenciadas por forças ambientais. As almofadas volares fetais são elevações em forma de monte de tecido mesenquimal situadas acima da extremidade proximal do metacarpo mais distal de cada dedo, em cada área interdigital, nas áreas tenar e hipotenar das palmas das mãos e plantas dos pés e na área do calcar da sola.[13]

A formação destas almofadas é visível pela primeira vez nas pontas dos dedos entre as 6th e as 7th semanas de desenvolvimento embrionário. As almofadas tornam-se muito proeminentes durante as várias semanas seguintes, diminuem no quinto mês e desaparecem completamente no sexto mês. Neste período, as cristas dérmicas coalescem em padrões específicos, substituindo as almofadas volares. A presença das almofadas volares, bem como o seu tamanho e posição, são, em grande medida, responsáveis pela configuração dos padrões das cristas papilares. Por exemplo, coxins pequenos resultariam num padrão simples (arco), enquanto coxins mais proeminentes tenderiam a levar ao desenvolvimento de sistemas grandes e mais complexos de configurações de cristas (laços e espirais). Da mesma forma, coxins fetais posicionados simetricamente na face volar da ponta do dedo dariam origem a um padrão centrado no meio da área do padrão (verticilo), e coxins assimétricos dariam origem a um padrão orientado assimetricamente dentro da área do padrão (laço, ulnar ou radial, de acordo com a posição do coxim).[14]

Mulvihill JJ et al (1969) Os padrões das cristas epidérmicas só se completam após o sexto mês pré-natal, quando as pregas glandulares estão completamente formadas e após o início da secreção das glândulas sudoríparas e da queratinização. Nesta altura, as configurações na superfície da pele começam a refletir os padrões subjacentes. Os sulcos epidérmicos superficiais correspondem às pregas sulcadas do estrato germinativo e cada crista epidérmica forma-se acima de uma prega glandular.[14]

Schaumann B et al (1976) Mulvihill JJ et el (1969) foram formuladas várias hipóteses relativamente às forças que são responsáveis pelo desenvolvimento de padrões específicos de cristas. Poucos especularam que as configurações das cristas dérmicas eram o resultado de forças de crescimento físicas e topográficas. Pensa-se que as tensões e pressões na pele durante a embriogénese inicial determinam as direcções das cristas epidérmicas. Outros postularam que os padrões das pontas dos dedos dependiam das disposições subjacentes dos nervos periféricos. Outros factores que influenciam os padrões das cristas são o fornecimento de oxigénio, a formação e distribuição das glândulas sudoríparas, a proliferação da camada basal epitelial e a queratinização do epitélio. Mesmo os factores ambientais, como a pressão externa sobre as almofadas fetais e talvez os movimentos embrionários, particularmente o movimento dos dedos, podem influenciar a formação da crista.[1 14]

Walker NF et al (1957), Miller JR et al (1966) A diferenciação das cristas progride a partir dos coxins apicais no sentido proximal e na direção radioulnar ou tibiofibular. A embriogénese das cristas epidérmicas nos pés é idêntica à das mãos, exceto que cada etapa ocorre 2 ou 3 semanas mais tarde.[15 16] Loesch D (1973) sugeriu que as cristas seguiam linhas de maior convexidade na epiderme embrionária.[17]

Lin CH (1982) Investigações anteriores demonstraram que os padrões das cristas epidérmicas estão sob influência genética. Foi encontrado um elevado grau de semelhança dos traços dermatoglíficos entre gémeos monozigóticos, ao passo que existe uma concordância consideravelmente menor entre gémeos dizigóticos. Estas observações têm sido utilizadas como diagnóstico na determinação da zigotia de gémeos. Os padrões também [18]

se assemelham entre parentes próximos.[18]

Penrose LS (1963) Spence MA (1973) Holt SB (1961) Os traços dermatoglíficos individuais foram herdados como dominantes, recessivos, de um único gene ou poligénicos, com penetrância completa ou incompleta e expressão variável dos genes. Devido à grande diversidade de tipos e combinações de padrões encontrados nos dedos, palmas das mãos e plantas dos pés, é evidente que a formação das cristas dérmicas seria determinada por muitos genes espalhados por muitos cromossomas.[19 20 21]

Preus M (1972) Em rigor, as pregas de flexão não são dermatoglíficas mas estão incluídas na análise dermatoglífica e representam locais de fixação da pele às estruturas subjacentes e formam-se entre a 7th e a 14th semana de desenvolvimento.[25]

Schaumann B et al (1976) As pregas palmares são geralmente incluídas nas análises dermatoglíficas de rotina porque as suas alterações podem ter valor diagnóstico numa série de doenças.[1] Alter M, Popich GA (1970) As pregas palmares foram divididas em três grupos: principais, secundárias e menores. A maioria dos investigadores preocupou-se sobretudo com três pregas principais: a prega longitudinal radial, a prega transversal proximal e a prega transversal distal. A prega longitudinal radial, geralmente designada por prega tenar, prega do polegar ou prega vertical, é a prega curva que circunda a eminência tenar e termina no lado radial da mão, um pouco acima da prega distal do pulso. A prega transversal proximal encontra-se normalmente logo a seguir ao meio da palma da mão e a sua extremidade radial está fundida com a prega tenar ou deslocada distalmente em relação a esta.[26 27]

A prega transversal proximal parte do bordo radial da palma da mão num arco côncavo proximal suave ao longo da palma e termina normalmente no bordo medial da eminência hipotenar. A prega transversal distal situa-se entre a prega proximal e as cabeças dos ossos metacarpianos da palma. Começando normalmente no espaço entre os dedos indicador e médio, a prega curva-se suavemente no sentido proximal, terminando no bordo ulnar da palma.[27]

Alter M (1970) A linha de Sydney, em homenagem à cidade australiana onde foi observada por Purvis - Smith e Menser (1968), representa uma prega transversal proximal que se estende para além da eminência hipotenar até à margem ulnar da palma da mão. Esta linha é frequentemente observada em casos de síndrome de Down, rubéola congénita e leucemia.[26]

Popich GA (1970) As três principais pregas de flexão palmar e uma prega no eixo do dedo médio podem formar uma letra "M" grosseira na superfície palmar. Por vezes, as pregas transversais proximal e distal são substituídas ou unidas numa única prega que atravessa toda a palma. Esta prega transversal única em flexão é designada por prega ou linha única símia.[27] Cloos J et al. (1996) A maioria das doenças baseia-se em 3 factores principais - estilo de vida, factores ambientais e suscetibilidade - e parece que o CEC da cabeça e pescoço é influenciado de forma semelhante. É bem reconhecida a importância considerável do estilo de vida no carcinoma espinocelular oral e nos carcinomas da cabeça e do pescoço, particularmente o uso do tabaco e do álcool, e o papel da dieta. No entanto, apesar da importância destes hábitos causais, são relativamente poucas as pessoas que desenvolveram cancro. A suscetibilidade do hospedeiro deve, portanto, desempenhar um papel importante.[6]

Li FP (1994) A exposição ao tabaco e ao álcool são os principais factores determinantes do carcinoma espinocelular da cabeça e do pescoço (CECP). No entanto, uma vez que apenas uma fração dos indivíduos expostos desenvolve cancro, foi também sugerido que a suscetibilidade intrínseca a exposições genotóxicas ambientais desempenha um papel na carcinogénese.[53]

Cloos J et al (1996) Para além das influências da exposição a compostos carcinogénicos, o desenvolvimento do cancro depende da suscetibilidade individual intrínseca ao cancro. Os biomarcadores de suscetibilidade ao cancro podem ser um poderoso complemento às análises epidemiológicas. Esta análise multicêntrica, caso-controlo, combina dados publicados anteriormente e novos dados para fundamentar o valor da sensibilidade aos mutagénicos como biomarcador de suscetibilidade ao carcinoma espinocelular da cabeça e do pescoço e, mais importante ainda, para obter informações sobre a interação entre suscetibilidade e exposição a agentes cancerígenos. Verificou-se que a sensibilidade aos mutagénicos é um biomarcador da suscetibilidade ao cancro.[6]

Holt SB (1961), Uchida IA (1963), Alter M (1966) Genetic markers to explain an individual's susceptibility to OSCC:

1) Os doentes com ataxia telangiectasia têm uma predisposição genética para desenvolver cancro.

2) A sensibilidade aos danos na fase G2 (quebras de ADN) é um indicador do risco de desenvolvimento de cancro.

3) Ensaio de sensibilidade aos mutagénios (instabilidade cromossómica).

4) Capacidade de reparação do ADN.

5) Metaloproteinases da matriz (MMP-1 e MMP-2).

6) Enzimas metabolizadoras de xenobióticos (XME).

7) Antigénios de histocompatibilidade (HLA-B14).

8) Factores de crescimento endotelial vascular (VEGF).[21 22 23]

-1- Hsu TC (1983): na população em geral, podem existir vários graus de capacidade de manutenção do ADN. Para investigar esta hipótese, Hsu desenvolveu um ensaio em que o número de quebras de cromátides induzidas é avaliado em espalhamentos metafásicos de linfócitos em cultura após tratamento in vitro com bleomicina durante a fase S-G2 tardia do ciclo celular.[54]

-2- Spitz MR (1993) Foi demonstrado que a sensibilidade aos mutagénicos (definida como o número médio de quebras por célula [b/c] determina um fenótipo de suscetibilidade ao cancro). Um número médio de b/c igual ou superior a 1,0 foi definido como um fenótipo hipersensível, que foi sugerido como um fator de risco para o desenvolvimento de CECP.[55]

-3- Hsu TC et al (1987), Swift M et al (1991), Pandita TK et al (1995) a suscetibilidade intrínseca e a exposição a vários agentes cancerígenos podem atuar em conjunto para modular o risco de cancro. No extremo do espetro de suscetibilidade encontram-se os doentes com ataxia telangiectasia (AT), que têm uma predisposição genética para desenvolver cancro, uma vez que possuem um nível elevado de instabilidade cromossómica.[56][57][58][59]

-4- Scully C (2000): alguns pacientes parecem ser susceptíveis ao cancro devido a uma caraterística hereditária que afecta a sua capacidade ou incapacidade de metabolizar carcinogéneos ou procarcinogéneos. Outros têm uma capacidade herdada de reparar os danos no ADN que se seguem à exposição aos carcinogéneos. Noutras pessoas, a suscetibilidade ao cancro pode ser adquirida, como acontece com alguns defeitos imunitários adquiridos. Em algumas pessoas, existem susceptibilidades hereditárias decorrentes de células desordenadas e de genes supressores de tumores do ciclo celular (TSGs) e de genes envolvidos na sinalização celular (oncogenes).[28]

-5- Houck JR (1992) investigou a associação entre antigénios específicos de histocompatibilidade humana (HLA) e a incidência de carcinoma de células escamosas da cabeça e do pescoço e referiu que o HLA-B14 tinha uma forte associação positiva com a presença de carcinoma de células escamosas. Além disso, tanto o DR3 como o DR4 estavam associados negativamente à aquisição de carcinoma de células escamosas e pareciam ter um efeito protetor.[29]

-6- Bartsch (1999) Sato M (2000) postulou que várias enzimas estão envolvidas na ativação ou degradação de carcinogéneos/procarcinogéneos, denominadas enzimas de estabilização de xenobióticos (XME), que se encontram especialmente no fígado e na mucosa do trato aerodigestivo superior, e várias são polimórficas e influenciam a resposta biológica individual aos carcinogéneos. Os polimorfismos dos XME parecem influenciar a extensão da formação de adutos e das mutações p[53] . Por conseguinte, a suscetibilidade individual ao cancro pode, por vezes, ser explicada por um genótipo que resulta numa maior exposição a carcinogéneos, em consequência do seu metabolismo de carcinogéneos ou procarcinogéneos.[5][30]

-7- Bartsch (1999) avaliou o polimorfismo genético nas enzimas metabolizadoras de drogas relacionadas com os genes CYP1A1, GSTM1 e GSTT1 e a suscetibilidade ao cancro oral num estudo de caso-controlo e referiu que os mastigadores habituais de betel quid/tabaco de etnia indiana que são portadores dos genótipos nulos GSTM1 e GSTT1 correm um risco elevado de desenvolver leucoplasia oral, uma lesão pré-cancerosa que frequentemente se torna maligna. Com base nestes dados, concluíram também que a identificação destes indivíduos propensos ao cancro através da genotipagem GSTM1/GSTT1 e as medidas preventivas subsequentes parecem ser viáveis.[5]

-8- Sato M (2000) avaliou os polimorfismos genéticos dos genes CYP1A1 e GSTM1 na suscetibilidade ao cancro oral em 142 doentes com carcinoma espinocelular oral e 142 controlos saudáveis e concluiu que os indivíduos com um genótipo combinado de Val/Val e GSTM1 (-) apresentavam um risco acrescido de carcinoma espinocelular oral em comparação com outros genótipos combinados.[30]

-9- Buch SC (2002) avaliou a influência do polimorfismo genético nos loci dos genes GSTM1, GSTM3 e GSTT1 no risco de cancro oral entre os indianos habituados ao uso de tabaco sem combustão, bidi ou cigarro em 297 doentes com cancro e 450 controlos saudáveis e referiu que o genótipo nulo GSTM1 [31] é um fator de risco para o desenvolvimento de cancro oral entre os indianos habituados ao tabaco.[31]

-10- Kao SY (2002) referiu que os indivíduos com o alelo G do exão 7 do CYP1A1 apresentavam um risco acrescido de carcinoma espinocelular oral e de lesões pré-malignas orais.[32]

-11- Drummond (2004) avaliou os vários genótipos da enzima Glutationa S transferase (GST) em 70 pacientes brasileiros com carcinoma espinocelular oral e em 82 controlos de idade e sexo correspondentes a 33

e referiram que os genótipos GSTM1null têm um risco acrescido de CCEO.[33]

-12- Sturgis EM (1999) Foi sugerido que os polimorfismos hereditários nos genes que controlam o metabolismo dos carcinogéneos e a reparação dos danos no ADN estão na base da variabilidade da suscetibilidade. A proteína XRCC1 interage com a ADN ligase III na re-ligação das quebras da cadeia de ADN e com a ADN polimerase β na reparação da excisão de bases. Os mutantes XRCC1 apresentam sensibilidade aos agentes alquilantes e à radiação ionizante e exibem níveis elevados de troca de cromátides irmãs.[34]

Esta função alterada poderia estar associada a um risco acrescido de cancro e, teoricamente, poderiam ser demonstradas diferenças de frequência genotípica entre as pessoas com e sem cancro. Foi efectuado um estudo com análise de polimorfismo de comprimento de fragmentos de restrição de dois locais polimórficos do gene XRCC1 num estudo de caso-controlo de SCCHN para testar a hipótese de que os polimorfismos genéticos deste gene contribuem para a suscetibilidade ao SCCHN. Os resultados apoiaram a hipótese de que um polimorfismo do gene de reparação do ADN XRCC1 contribui para o risco de desenvolvimento de CCPN.[34]

-13- Cloos J et al (1996) Os biomarcadores de suscetibilidade ao cancro podem ser um poderoso complemento às análises epidemiológicas. Em resposta a exposições ambientais, os danos genéticos acumulam-se mais rapidamente em indivíduos com suscetibilidade genética a danos no ADN do que naqueles sem essa instabilidade mas com uma exposição semelhante. Consequentemente, os indivíduos com instabilidade genética podem correr um maior risco de desenvolver cancro. Por esta razão, o ensaio de sensibilidade aos mutagénicos (número médio de quebras de cromátides por célula de linfócitos em cultura tratados com bleomicina na fase S-G2 tardia do ciclo celular) foi desenvolvido como medida indireta da capacidade de reparação do ADN de um indivíduo e, portanto, do risco de cancro. Diferentes agentes cancerígenos ou mutagénicos podem atuar nas células através de diferentes mecanismos moleculares e, consequentemente, podem ativar diferentes vias de reparação. As pessoas com um defeito de reparação do ADN podem ser sensíveis a um mutagénio mas não a outro. Este ensaio foi adotado para testar uma série de mutagénios diferentes.[6]

-14- Cloos J et al (1996) analisaram o valor da sensibilidade aos mutagénicos como biomarcador de suscetibilidade ao carcinoma espinocelular da cabeça e do pescoço em 313 doentes com cancro da cabeça e do pescoço e em 334 indivíduos de controlo em duas instituições médicas dos EUA e numa instituição europeia e concluíram que a sensibilidade aos mutagénicos era um biomarcador de suscetibilidade ao cancro. Uma estimativa de risco mais precisa pode definir subgrupos susceptíveis que podem ser alvo de intervenções comportamentais intensivas, vigilância através de rastreio e inscrição em vários programas de quimioprevenção.

-15- Wu X et al (2002) utilizaram mutagénicos, bleomicina e BPDE (epóxido de diol benzopireno) para o ensaio de sensibilidade aos mutagénicos. O BPDE forma aductos de ADN covalentes que exigem a reparação da excisão de nucleótidos. A bleomicina é também relevante para o consumo de tabaco porque é semelhante a numerosos compostos do fumo do tabaco conhecidos por causarem danos oxidativos e é reparada pelos sistemas de reparação por excisão de bases e recombinação. As pessoas que são sensíveis a ambos os mutagénicos podem ter deteções em múltiplas vias de reparação do ADN. O estudo demonstrou que a sensibilidade ao BPDE e à bleomicina parece estar individual e conjuntamente associada a um risco elevado de lesões pré-malignas orais.[35]

-16- Lin SC et al (2004) A carcinogénese do CCEO envolve alterações na proliferação celular, apoptose e migração que estão intimamente ligadas a anomalias na maquinaria de regulação molecular. A ausência de regulação normal de tais genes pode fazer avançar a tumorigénese. As MMPs constituem uma super família de pelo menos 24 enzimas proteolíticas humanas dependentes de metais, que degradam a matriz extracelular e a membrana basal. A expressão excessiva de MMPs em vários carcinomas é importante para a invasão tumoral e a metástase.[36]

-17- Lin SC et al (2004) As MMPs são sintetizadas e segregadas pelas células cancerosas e pelas células estromais adjacentes. Por conseguinte, pensa-se que as MMPs, através da quebra da barreira física, desempenham um papel fundamental na invasão tumoral e nas metástases. Estudos recentes também indicaram que as MMPs estão envolvidas na tumorigénese precoce, modulando a proliferação, a apoptose e a angiogénese. Os polimorfismos nucleotídicos funcionais em genes que regulam o processo neoplásico, a migração celular e a invasão do cancro são bons candidatos para a investigação da suscetibilidade genética.[37]

-18- Lin SC et al (2004) avaliaram o papel das metaloproteinases-1 da matriz (MMP-1) em relação à génese e metástase do cancro oral e referiram que o genótipo 2G no promotor da MMP-1 poderia ser um fator de risco para a carcinogénese oral.[36]

-19- Lin SC et al (2004) avaliaram as MMP, especialmente a MMP-2, que desempenha um papel no desenvolvimento e na progressão do carcinoma espinocelular oral, e referiram que os indivíduos portadores do genótipo CC apresentavam um risco quase duas vezes superior de desenvolver carcinoma espinocelular oral quando comparados com outros genótipos. Os indivíduos portadores do genótipo CC têm uma expressão aumentada de [37]

MMP-2 do que os portadores das variantes e, por conseguinte, são susceptíveis ao cancro oral.[37]

-20- Ku KT et al (2005) o fator de crescimento endotelial vascular (VEGF) é um potente indutor do crescimento das células endoteliais e os seus níveis estão elevados em vários tipos de tumores e que a angiogénese é importante no desenvolvimento e disseminação do cancro. Os níveis plasmáticos de VEGF têm sido propostos como um fator de prognóstico para doentes com muitos tipos de cancro. Recentemente, os investigadores começaram a utilizar polimorfismos de nucleótido único (SNP) para identificar os genes da doença que se associam ao cancro oral. Avaliaram o polimorfismo do gene VEGF em associação com o cancro oral e relataram que o polimorfismo 460 C/T do gene VEGF está associado à doença do cancro oral e é um candidato a marcador genético.[38]

-21- Holley SL et al (2005) O gene da ciclina Dl (CCND1) codifica a proteína ciclina Dl, que é expressa em resposta a sinais mitogénicos que promovem a transição através do ponto de restrição na fase G1 do ciclo celular. A perda de controlo da expressão da ciclina Dl é frequente e comum no carcinoma de células escamosas e demonstrou estar associada ao prognóstico dos doentes.[39]

O CCND1 é polimórfico, com um polimorfismo A/G frequente (CCND1 A/G[870]) localizado na região conservada doadora de splicing do gene que modula o splicing do mRNA. Os alelos CCND1 têm sido associados à modificação da progressão da doença, tanto em síndromes hereditárias de predisposição para o cancro como em tumores esporádicos. Na SCCHN, o polimorfismo CCND1 A/G[870] foi associado a um risco >3 vezes maior de desenvolvimento de tumor. Os autores investigaram o papel do polimorfismo CCND1 na suscetibilidade e nos resultados clínicos de doentes com CCEO e referiram que o genótipo CCND1 GG[870] está associado a uma maior suscetibilidade ao CCEO.[39]

-22- Jafferies S et al (2005) avaliaram a suscetibilidade genética ao cancro oral em relação ao produto do gene da glutationa peroxidase (GPX1), que participa na desintoxicação de espécies de oxigénio activadas, pelo que um polimorfismo genético neste gene pode atuar como um modificador do risco de desenvolvimento de CCNPC. O seu estudo revelou que os indivíduos portadores do alelo GPX1*ALA7 estavam significativamente associados ao desenvolvimento de carcinoma de células escamosas da cabeça e do pescoço.[40]

-23- Prime SS et al (2001) analisaram os defeitos genéticos associados a síndromes de cancro hereditário e a sua relevância para o cancro oral e concluíram que, em doenças como o xeroderma pigmentoso, a ataxia telangiectasia, a síndrome de Bloom e a anemia de Fanconi, em que existem genes de cuidadores defeituosos, há um aumento da incidência de doenças malignas, incluindo o cancro oral. Em contrapartida, com exceção da síndrome de Li Fraumeni, as anomalias dos genes guardiões não predispõem para o cancro oral. Não só os doentes com síndrome de Li Fraumeni desenvolvem doenças malignas primárias secundárias, como os defeitos da via p^{53} (mutação p^{53}, sobre-expressão de MDM2, supressão de CDKN2A) parecem ser uma caraterística ubíqua do cancro oral esporádico, tal como ocorre no Ocidente. Os resultados sugerem que a instabilidade genética é de importância fundamental na patogénese do cancro oral.[41]

Estudos dermatoglíficos em doenças cancerosas:

-24- Atasu M, Telatar H (1968) fizeram um estudo preliminar da relação entre cancro e dermatoglifos. Foram recolhidas as impressões digitais dos dígitos das mãos direita e esquerda e das áreas aluciais das plantas dos pés direita e esquerda de 201 doentes com cancro e de 1350 doentes de controlo. Verificou-se um número significativamente menor (p<0,05) de padrões de laço radical e um maior número de padrões de laço ulnar no primeiro, segundo, terceiro e quarto dígitos da mão esquerda e no segundo dígito da mão direita nos casos de cancro. Nos restantes dígitos de ambos os grupos, a tendência foi para a formação de espirais. Houve uma diferença significativa entre os grupos nos padrões da área alucal esquerda, mas não nos da área alucal direita. Havia significativamente mais anéis ulnares e menos anéis radiais e espirais na soma dos padrões dos dez dedos nos doentes com cancro.[42]

-25- Elluru Venkatesh et al (2009) As impressões digitais e palmares de 30 indivíduos com CCEO e 30 com leucoplasia oral e 30 controlos saudáveis foram avaliadas qualitativa e quantitativamente.

1)   Os arcos e as alças foram mais frequentes nos casos do que nos controlos, enquanto as espirais foram mais frequentes no grupo de controlo (P < 0,01).

2)   O padrão hipotenar mais frequentemente observado é o arco ulnar, que está igualmente distribuído nos três grupos e é estatisticamente insignificante (P > 0,05).

3)   O padrão da área Thenar / I 1 nos três grupos de estudo em ambas as mãos não apresenta diferenças significativas entre os grupos de estudo (P > 0,05).

4)   Distribuição do padrão de áreas I2, I3 e I4 nas mãos direita e esquerda - existe uma maior frequência de anéis nos controlos em comparação com os doentes com leucoplasia oral e CCEO. O valor de p é 0,011, o que é bastante significativo.

5)   Não há diferença significativa na TFRC, na contagem de ab e no ângulo atd entre os grupos de estudo.

O estudo concluiu que os padrões dermatoglíficos podem ter um papel na identificação de indivíduos com ou em risco de desenvolver leucoplasia oral e CCEO. Assim, podem ser utilizados para identificar grupos de alto risco, de modo a que possam ser instituídas medidas preventivas primárias e secundárias precoces para evitar a ocorrência destas lesões.[64]

Lynch HT et al (1974) avaliaram os padrões dermatoglíficos das impressões digitais e palmares de doentes com cancros orais. Encontraram padrões significativos na avaliação, que foram os seguintes (1) Aumento da frequência de arcos, (2) Redução da frequência de ângulos atd

(3)   Aumento da frequência de t triradii axial

(4)   Frequência reduzida de padrões na zona interdigital IV, e

(5)   Aumento da frequência da linha principal com terminação no sector 5.

Por conseguinte, os padrões dermatoglíficos das impressões digitais e palmares têm um papel importante no diagnóstico de muitas doenças com antecedentes genéticos. Este estudo mostrou que o achado dermatoglífico pode servir para reforçar uma impressão diagnóstica em pacientes com cancros orais.[51]

I. C. Fuller (1973) As contagens médias de cristas dos doentes com cancro nos dedos indicador e anelar direitos e nos dedos médio e anelar esquerdos são inferiores às de todos os outros grupos estudados, sendo a diferença significativa. Além disso, a contagem total de cristas é mais baixa, mas aqui as diferenças não atingem significância. Ao estudar a distribuição dos padrões de impressões digitais, notou-se uma elevada incidência de anéis ulnares em cada polegar. Não foram encontradas diferenças significativas na variância das contagens de cristas digitais, terminações da linha principal, configurações palmares, contagens de cristas ab. O ângulo médio da mão direita foi significativamente maior no grupo com cancro do que nos outros e a contagem total de anéis palmares dos doentes com cancro foi inferior à dos outros grupos, sendo as diferenças significativas.[47]

Chorlto SH (1970) Encontraram um aumento da proporção de anéis ulnares em doentes com cancro.

Rosner F (1969) relatou um aumento das alças radiais na mão direita dos homens e nas mulheres, um aumento do ângulo atd e uma maior frequência de padrões hipotenares das palmas das mãos esquerdas na leucemia mielogénica aguda.[43]

Aleksandrowicz J et al (1966) encontraram um aumento das alças radiais das pontas dos dedos nos homens e das espirais radiais nas mulheres na leucemia linfocítica crónica.[44]

Verbov JL (1969) encontrou um aumento da frequência de anéis radiais e uma diminuição dos arcos das pontas dos dedos nos homens, enquanto as mulheres apresentavam um aumento da frequência de arcos das pontas dos dedos na leucemia linfocítica crónica.[45]

Menser MA (1969) relatou um aumento de arcos e uma diminuição de laços ulnares nas pontas dos dedos de um grupo de pacientes com leucemia aguda de células blásticas. Os doentes apresentavam um aumento significativo da frequência da linha de Sidney e um aumento insignificante de pregas palmares transversais simples.[46] Fuller IC (1973) avaliou os dermatoglifos de um grupo de doentes com cancro, que se revelaram diferentes dos de amostras inglesas mistas. Foi sugerido que os genes que produzem estas diferenças podem predispor os doentes com cancro para a sua malignidade.[47]

Seltzer MH (1982) avaliou as impressões digitais de 119 mulheres caucasianas. Destas mulheres, trinta e quatro tinham cancro da mama histologicamente comprovado, cinquenta e três apresentavam um risco elevado de desenvolvimento de cancro da mama e trinta e duas constituíam um grupo de controlo. As frequências dos padrões digitais e o índice de intensidade dos padrões foram significativamente diferentes entre os três grupos. A presença de seis ou mais espirais parece ser significativa, uma vez que 32,4% dos doentes com cancro da mama possuem este número de espirais, em comparação com 3,1% dos controlos. É também de salientar que 95% dos indivíduos com seis ou mais espirais tinham cancro ou estavam em risco elevado.[48]

Seltzer MN (1990) avaliou as impressões digitais e da palma da mão de 78 doentes com cancro da mama, 391 doentes com risco acrescido de desenvolver cancro da mama e 64 doentes de controlo, tendo verificado que um padrão de 6 ou mais espirais digitais foi identificado com maior frequência em mulheres com cancro da mama do que naquelas sem a doença. Concluiu-se que os dermatoglifos digitais podem ter um papel futuro na identificação de mulheres com ou em risco aumentado de cancro da mama, de modo a que possam ser instituídas medidas de redução do risco ou uma terapia mais precoce.[49]

Vishwanathan G (2002) analisou 37 pacientes com cancro da mama e relatou a presença de anéis ulnares no meio e na parte inferior das palmas das mãos direita e esquerda com uma contagem anormal de cristas superior a 14 ou inferior a 10 e concluiu que os indivíduos com tais padrões apresentam um risco positivo de cancro da mama.[50]

Dermatoglifos hoje

Embora tenham sido feitas muitas descobertas importantes sobre o significado psicológico dos padrões das impressões digitais, o principal impulso da investigação científica dermatoglífica na segunda metade do século XX foi direcionado para a investigação genética e para o diagnóstico de anomalias cromossómicas. Nos últimos trinta anos, aproximadamente, foram escritos mais de quatro mil artigos sobre o significado dos padrões das cristas cutâneas. Foram também realizadas investigações significativas sobre os indicadores dermatoglíficos de doenças cardíacas congénitas, leucemia, cancro, doença celíaca, distúrbios intestinais, embriopatia da rubéola, doença de Alzheimer, esquizofrenia e outras formas de doença mental. A maior parte desta investigação só foi publicada nas páginas de revistas médicas, mas um bom resumo destas descobertas pode ser encontrado na obra de Schaumann e Alter - Dermatoglyphics in Medical Disorders" publicada em 1976.[1]

O estado atual da dermatoglifia médica é tal que o diagnóstico de algumas doenças pode agora ser feito apenas com base na análise dermatoglífica e, atualmente, vários investigadores de dermatoglifia afirmam um grau muito elevado de precisão na sua capacidade de prognóstico a partir das caraterísticas da mão. Tem sido utilizada como um importante auxiliar de diagnóstico no domínio da medicina e da genética. De facto, na Alemanha, a avaliação dermatoglífica tem sido levada muito a sério, ao ponto de terem sido concebidos programas informáticos para realizar avaliações rápidas e multivariadas das impressões da mão, que podem prever com uma precisão até 80% as probabilidades de uma criança recém-nascida desenvolver doenças cardíacas, cancro, leucemia, diabetes ou doenças mentais. O estatuto da análise dermatoglífica na Alemanha é tal que se tornou parte integrante do programa de estudos médicos em muitas universidades alemãs e parece que, dentro em breve, o diagnóstico de doenças a partir dos padrões da mão se tornará uma atividade bastante vulgar e comum.[13]

O estudo moderno da mão está, portanto, muito longe da imagem popular do leitor de mãos que pronuncia encantamentos misteriosos numa linguagem arcana. Em vez disso, através de décadas de investigação científica, a mão passou a ser reconhecida como uma ferramenta poderosa no diagnóstico de condições psicológicas, médicas e genéticas.[13]

CAPÍTULO 4

MATERIAIS E MÉTODOS

Metodologia

Os pacientes para o estudo foram selecionados do departamento ambulatório regular de Medicina Oral e Radiologia, Dr. D Y Patil Dental College and Hospital, Pimpri, Pune. O estudo foi aprovado pelo comité de ética da instituição. Os participantes receberam explicações sobre o estudo e, em seguida, foram incluídos com um consentimento informado.

-I- Dimensão da amostra

O estudo consistiu em 2 grupos, um grupo de doentes com CCEO e o outro de doentes de controlo. Foram incluídos 30 doentes em cada grupo.

1. Grupo I - 30 doentes com carcinoma espinocelular oral.

2. Grupo II - 30 indivíduos saudáveis com hábitos mas sem lesões como grupo de controlo.

-1- Critérios de inclusão

1. Doentes com carcinoma de células escamosas oral.

2. Indivíduos saudáveis com hábitos mas sem quaisquer lesões induzidas pelo tabaco.

-1- Critérios de exclusão

1. Doentes com deformações congénitas ou adquiridas da palma da mão e dos dedos.

2. Doentes com doenças de pele.

3. Doentes com cicatriz ou ferida na palma da mão e nos dedos.

-1- Método de recolha de dados:

Depois de explicar o estudo aos sujeitos, foi obtido um consentimento informado. Foi feita uma história detalhada com um exame clínico completo e os resultados foram registados num formulário de história de casos especialmente preparado (anexo I). Os casos clinicamente diagnosticados de carcinoma oral de células escamosas foram confirmados histopatologicamente e incluídos no estudo.

-2- Armamento para exame e biópsia: (Fig.)

1. Campo esterilizado

2. Máscara facial esterilizada

3. Par de luvas de látex esterilizadas

4. Bandeja de rins esterilizada

5. Espelho bucal e sonda teal

6.   Pinças

7.   Cotonete esterilizado e pacote de gaze

8.   Pinça para segurar tecidos

9.   Cabo B.P. e lâmina nº 15

10.   Tesoura

11.   Suporte de agulha

12.   Sutura de seda 3-0 e agulha

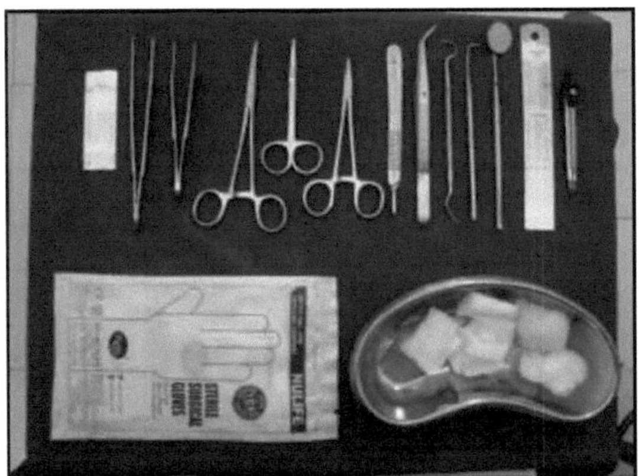

Armamentário para exame e biópsia

-1- Materiais utilizados para a obtenção das impressões palmares e digitais:

1.   Tinta preta para duplicação (Kores, Bombaim).

2.   Papel de boa qualidade (papel branco de tamanho A4).

3.   Sabão, água, toalha.

-I- As impressões digitais e palmares foram analisadas qualitativa e quantitativamente com os seguintes materiais: (Fig.)

1.   Lente de aumento

2.   Governantes

3.   Transferidor

4.   Lápis

5.   Instrumento afiado/pontiagudo

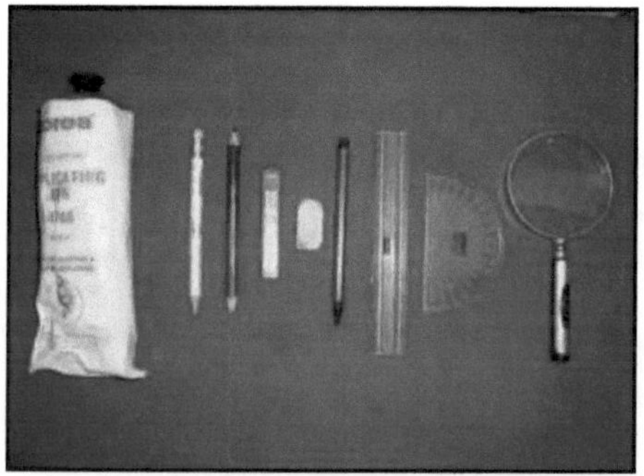

Armamento para registo de impressões digitais e palmares

Procedimento para a obtenção de impressões digitais

Para melhorar a qualidade das impressões dermatoglíficas, é necessário remover o suor, a oleosidade e a sujidade da pele. Para o efeito, lavar as zonas estriadas com água e sabão e secar. Se a atividade profissional da pessoa tiver provocado um desgaste ou uma superfície rugosa nos dedos, utilizar uma loção para os amaciar (não esquecer de limpar a loção antes da impressão). A pessoa a quem estão a ser recolhidas as impressões digitais deve ser convidada a colocar-se em frente e à distância de um antebraço do papel de impressão digital. O indivíduo deve colocar-se à direita e atrás da pessoa que está a recolher as impressões digitais. Incentivar a pessoa a quem são recolhidas as impressões digitais a descontrair-se. Agarrar a mão direita da pessoa na base do polegar com a mão direita. Colocar a mão sobre os dedos da pessoa, colocando-os por baixo dos dedos que não estão a ser impressos. Guiar o dedo que está a ser impresso com a mão esquerda. Rolar o dedo sobre o papel de tinta de modo a que toda a área do padrão de impressões digitais fique uniformemente coberta de tinta (Fig.). A tinta deve cobrir desde uma extremidade da unha até à outra e desde a dobra da primeira articulação até à ponta do dedo. A utilização da quantidade correta de tinta é de importância vital. Se a tinta for demasiado fraca, a impressão será demasiado leve. Demasiada tinta e os pormenores mais finos ficarão juntos. As cristas situam-se principalmente na superfície volar, mas também passam para cima ao longo das margens laterais dos dedos e das palmas das mãos. Por conseguinte, é necessário rolar os dedos e as palmas das mãos para garantir a obtenção de uma impressão de todo o padrão.[1 8 10]

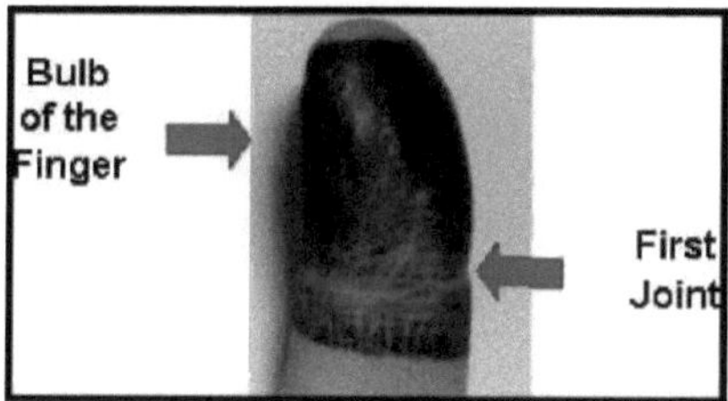

Para obter a impressão enrolada, o lado do bolbo do dedo é colocado sobre o papel de impressão digital e o dedo é enrolado para o outro lado até ficar virado na direção oposta. Deve ter-se o cuidado de enrolar uniformemente o bolbo de cada dedo, desde a ponta até abaixo da primeira articulação.

Geralmente, o peso do dedo é toda a pressão necessária para registar claramente a impressão digital. Rolar cada dedo de unha a unha no espaço adequado, tendo o cuidado de levantar e afastar cada dedo após o rolamento, para evitar manchas. [1 8 10]

As impressões da palma da mão devem incluir a área desde a prega distal do pulso até às pregas metacarpo-falângicas e deve ser assegurada a impressão completa dos lados ulnar e radial das áreas estriadas. Após a obtenção de impressões satisfatórias, o doente foi instruído para lavar as mãos com água e sabão. De seguida, as impressões digitais e palmares foram analisadas qualitativa e quantitativamente. Uma lente de ampliação de quatro ou cinco potências ajuda a inspecionar os detalhes das cristas das áreas impressas. É necessária uma agulha com uma ponta afiada para uma contagem exacta das cristas e para traçar os radiantes.[1]

Dedos e palmas das mãos com a tinta aplicada antes da recolha das impressões (Fig. a) Registo das impressões digitais pelo método de rolo (Fig. b, c)

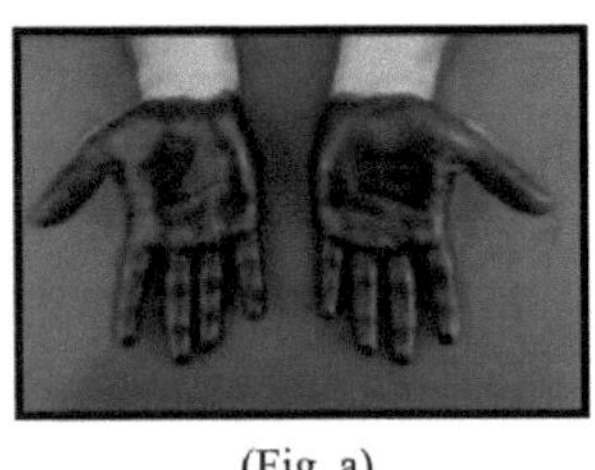

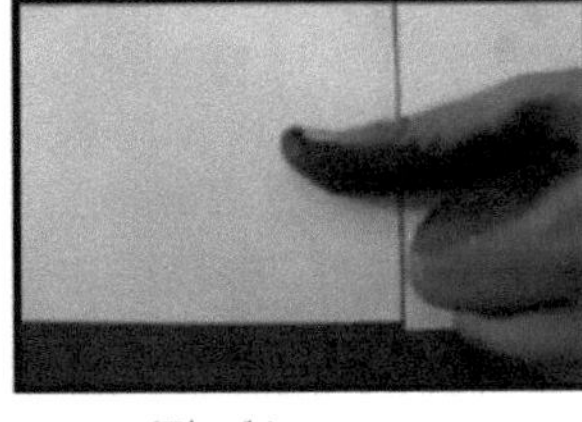

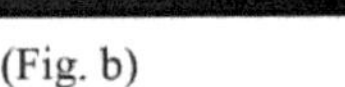

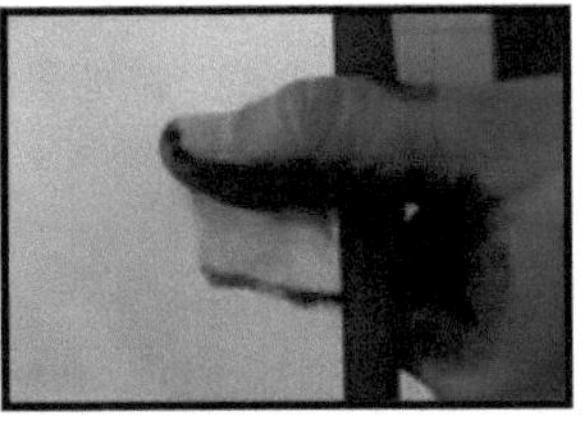

| (Fig. a) | (Fig. b) | (Fig. c) |

I. Análise qualitativa Os padrões das pontas dos dedos e os padrões palmares foram estudados através de uma análise qualitativa.

Os padrões das pontas dos dedos podem ser:

1. Arcos (A)

2. Os laços (L) foram registados como ulnares (L^U) ou radiais (L^R), consoante o lado em que se abriam

3. As espirais (W) foram registadas como espirais simples (W).

Os padrões palmares foram estudados como:

1. Zona hipotenar

2. Zona interdigital Thenar/Primeiro/I1.

3. I_2, I_3 e I_4 área interdigital.[1 8 10]

II. Análise quantitativa A análise quantitativa foi efectuada de acordo com as seguintes rubricas.

1. Contagem total das cristas dos dedos (TFRC).

2. contagem de cristas ab.

3. ângulo atd.

A contagem das cristas foi efectuada ao longo de uma linha reta que liga os trirrádios ao ponto do núcleo. Os símbolos e a contagem das cristas foram registados por ordem, começando pelo primeiro dígito da mão direita até ao quinto dígito e do primeiro dígito da mão esquerda até ao quinto dígito da mesma mão. A contagem total das cristas dos dedos foi obtida através da soma das contagens das cristas de todos os dez dedos. Apenas a maior contagem foi utilizada nos dedos com mais de uma contagem de cristas.[1 8]

A contagem da "crista ab" é efectuada de acordo com os mesmos princípios utilizados para a contagem das cristas nos dígitos entre os tríades a e b sobre a palma da mão. O "ângulo atd" foi registado traçando uma linha do tríradio digital 'a' até ao tríradio axial 't' e deste até ao tríradio digital 'd'.[1 10]

-1- **Análise estatística**

Para a análise qualitativa, foi utilizado **o "Teste do Qui-quadrado"**. Para a análise quantitativa, foi aplicado o **"teste** de variância".[1]

-2- **Métodos de registo de dermatoglifos**

Ao analisar a literatura, é possível encontrar vários métodos de registo de dermatoglifos. A variabilidade reside nos seus requisitos em termos de equipamento, tempo e experiência e na qualidade das impressões produzidas. Qualquer uma das seguintes técnicas de impressão pode tornar-se um método de escolha de um investigador individual, com base na sua preferência pelas caraterísticas que cada método oferece.[1, 16, 22, 23] **a) Método da tinta:** Um dos métodos mais conhecidos e mais utilizados utiliza tinta de impressora e um papel de boa qualidade, juntamente com um rolo, uma placa de tinta de vidro ou de metal e uma esponja de borracha. Com o rolo, espalha-se uma pequena quantidade de tinta sobre a placa, formando uma película fina. A área a ser impressa é pressionada contra a placa e, em seguida, pressionada contra o papel colocado sobre a almofada de borracha.[1]

b) Método sem tinta: A área a ser impressa é bem esfregada com uma flanela humedecida com uma solução química patenteada. A pele tratada é então pressionada firmemente sobre o papel sensibilizado.

c) Método da fita adesiva transparente: Esfregam-se as pontas dos dedos com giz e coloca-se um pedaço de fita adesiva sobre a área com o lado adesivo contra a pele. Aplica-se uma ligeira pressão e depois retira-se cuidadosamente a fita. O pó de giz que adere à fita regista o detalhe da crista e, em seguida, a fita adesiva é examinada sob uma lente de aumento.[1]

d) Método fotográfico: A técnica baseia-se no princípio da reflexão interna total frustrada, que ocorre quando um objeto é pressionado contra um prisma. A imagem ampliada é fotografada por uma câmara Polaroid.[1]

e) Métodos especiais: Estes métodos não são muito utilizados para obter impressões dermatoglíficas. No entanto, podem ter algumas vantagens que os métodos padrão não podem oferecer, tais como permitir o estudo da correlação entre os padrões epidérmicos e as estruturas ósseas subjacentes (radio dermatografia), o estudo dos poros sudoríparos (higrofotografia), ou o estudo da forma espacial das áreas de pele com sulcos. Estes métodos podem ser úteis para o investigador interessado em caraterísticas dermatoglíficas especiais, em vez de caraterísticas padrão.[1]

-I- Tipos de impressões digitais

Existem dois tipos de impressões na recolha de impressões digitais. As dez primeiras impressões são recolhidas individualmente: polegar, indicador, médio, anelar e mindinho de cada mão. Estas impressões são designadas por impressões "roladas", porque os dedos são rolados de um lado da unha para o outro, de modo a obter todos os pormenores disponíveis da crista. As impressões na parte inferior do cartão são efectuadas simultaneamente sem enrolar, imprimindo todos os dedos de cada mão num ângulo de quarenta e cinco graus e depois os polegares. Estas impressões são designadas por impressões "simples", "esbofeteadas" ou "planas".[18]

As impressões simples são utilizadas para verificar a sequência e a exatidão das impressões laminadas.[18]

Deve ser dada especial atenção à recolha de impressões digitais de pessoas com anomalias nos dedos, polegares ou mãos. As situações especiais incluem:

- Amputações

- Dedos ou mãos enfaixados

- Cicatrizes

- Deformações

- Impressões digitais gastas

- Dedos extra

- Dedos com membranas[1,10]

-I- Configuração do padrão dermatoglífico

1. **Dedos:** Os padrões de crista nas falanges distais das pontas dos dedos são divididos em três grupos:

a. Arcos,

b. Laços

c. Espirais.[7]

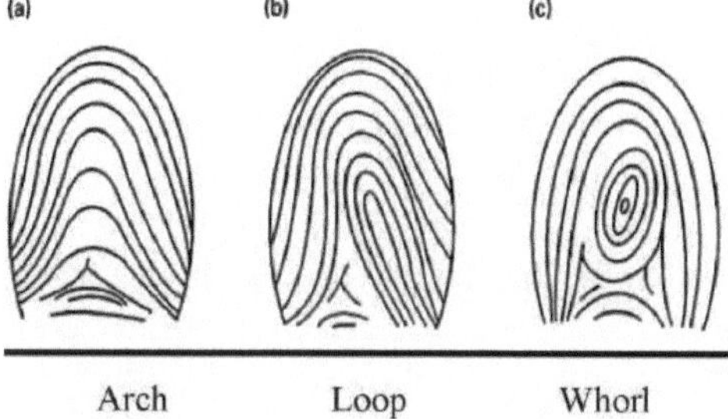

(a) Arco

O arco é formado por uma sucessão de cristas mais ou menos paralelas, que atravessam a área do padrão e formam uma curva que é côncava proximalmente. O padrão em arco não tem delta nem núcleo, mas também ele deve ser registado na íntegra para que as suas caraterísticas individuais possam ser facilmente distinguidas. Num padrão em arco, as cristas entram de um lado, fazem uma elevação no centro e saem geralmente do lado oposto. O padrão em arco subdivide-se em dois tipos. O arco simples (A) é composto por cristas que atravessam a ponta do dedo de um lado para o outro sem se repetirem. Se, no entanto, as cristas se encontrarem num ponto em que o seu trajeto suave é interrompido, forma-se um arco em forma de tenda (T ou A^t).[1][8][10]

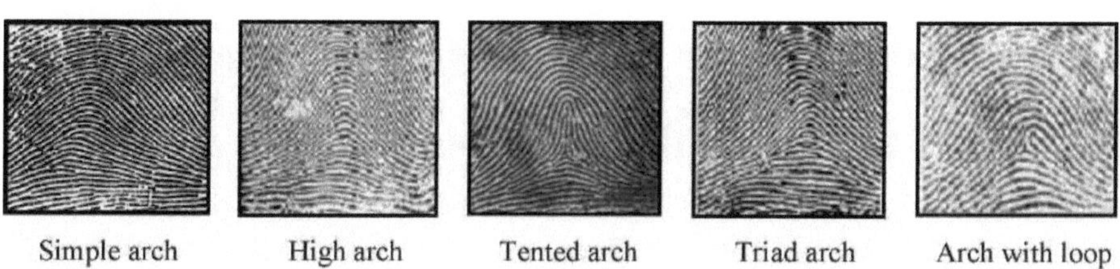

O ponto de confluência das cristas é chamado de tríradio porque as cristas geralmente irradiam deste ponto em três direcções diferentes. Na arcada tendinosa, o tríradio está localizado perto do eixo da linha média da falange distal. O radiante distal do trirrádio geralmente aponta verticalmente em direção ao ápice da ponta do dedo. As cristas que passam sobre este radiante são abruptamente elevadas e formam um padrão semelhante a uma tenda, daí a designação "arco em tenda".[1][8][10]

(b) Laço

O padrão mais comum na ponta do dedo é um laço. Num padrão de ansa, as cristas entram de ambos os lados, fazem uma nova curva e saem pelo mesmo lado por onde entraram. Se a crista se abre no lado ulnar, a ansa resultante é designada por ansa ulnar (U, L^U), enquanto que se abre em direção à margem radial é designada por ansa radial (R, L^R).[1][8][10]

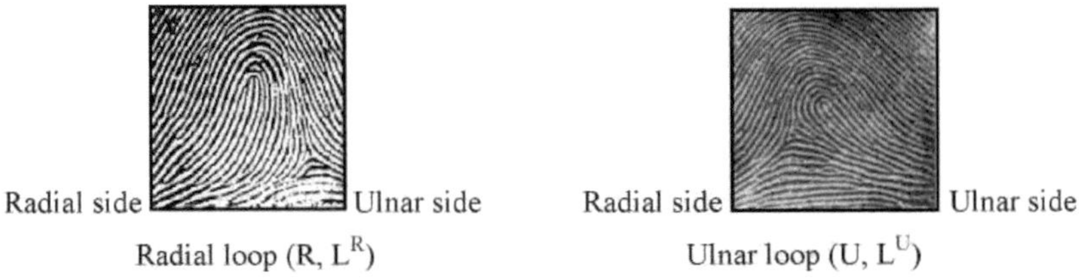

Um loop tem um único trirradius e está localizado lateralmente na ponta do dedo e sempre no lado onde o loop está fechado. No padrão do laço existem dois pontos focais: o **Core**, ou o centro do laço, e o delta. O **delta** é a área do padrão onde existe uma triangulação ou uma divisão das cristas. Ao registar as impressões digitais, o delta e a área entre o delta e o núcleo devem ser completamente registados.[1 8 10]

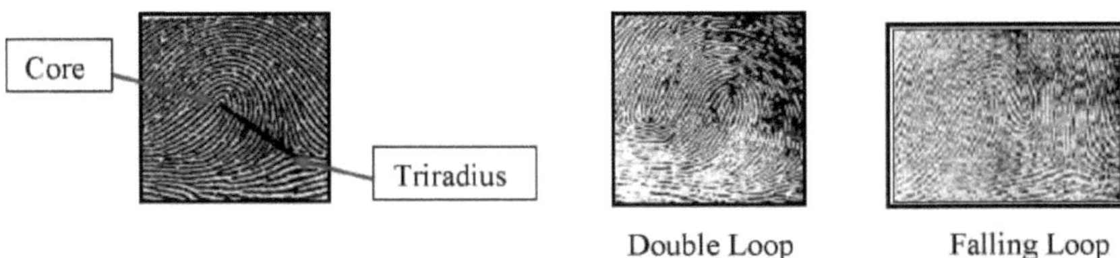

(c) Espiral

Um verticilo é qualquer configuração de crista com dois ou mais trirrádios. Um tríradio está no lado radial e o outro no lado ulnar do padrão. Num padrão em espiral, as cristas são normalmente circulares. Um padrão em espiral terá dois ou mais deltas. Para um padrão em espiral, todos os deltas e as áreas entre eles devem ser registados. As cristas de um verticilo simples estão geralmente dispostas como uma sucessão de anéis concêntricos ou elipses. Estes padrões são descritos como espirais concêntricas (W^C). Outra configuração gira em torno do núcleo, quer no sentido dos ponteiros do relógio quer no sentido contrário. Este padrão é designado por espiral (W^S). Por vezes, tanto círculos como elipses ou círculos e espirais estão presentes no mesmo padrão, de modo que uma espiral que é concêntrica perto do núcleo se torna uma espiral em direção à periferia do padrão.[1 8 10]

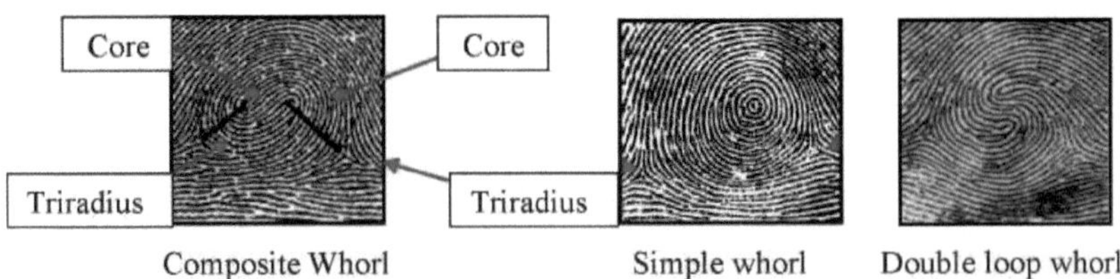

Outro tipo é composto por anéis entrelaçados, que podem formar uma bolsa lateral (W^{lP}) ou um padrão de anéis gémeos (ou geminados) (W^{tl}). Cada um tem dois triradii e os dois tipos de verticilos são morfologicamente semelhantes. São também agrupados como espirais de laço duplo (W^{dl}). Os padrões complexos, que não podem ser classificados como um dos padrões acima referidos, são designados por acidentais (W^{acc}). Representam uma combinação de duas ou mais configurações, como um laço e uma espiral, laços triplos e outros padrões invulgares. [1, 7, 8, 25]

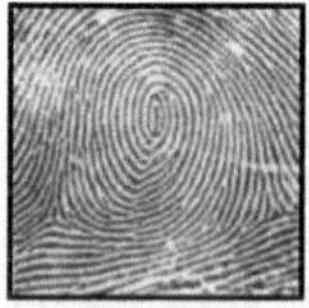

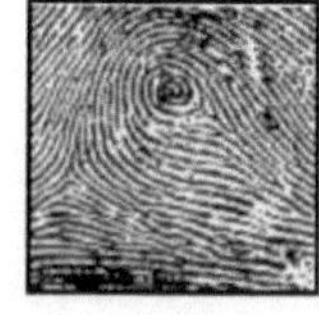

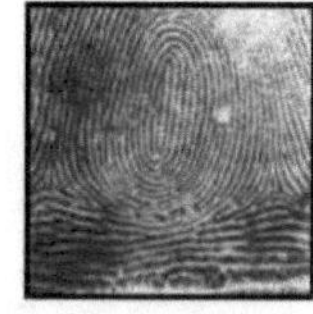

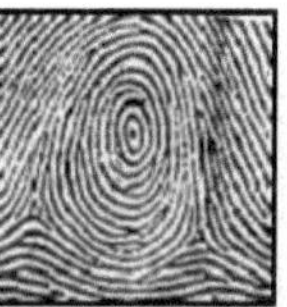

Spiral/Shell whorl   Compound Whorl   Elongated Whorl   Target Whorl
(Peacock's eye)

-1- Marcos dermatoglíficos:

Os três pontos de referência dermatoglíficos básicos encontrados nos padrões das pontas dos dedos são os seguintes

(a) Trirrádio (b) Núcleo (c) Radiante.

(a) Trirradius

Um trirradius é um ponto formado pela confluência de três sistemas de cristas. O centro geométrico do trirradio é designado por **ponto triradial**. O ponto triradial forma um dos extremos da linha ao longo da qual as cristas são contadas. O outro terminal é o formado pelo núcleo. Idealmente, o ponto é o ponto de encontro de três cristas que formam ângulos de aproximadamente **120^0** entre si (Fig. a). No entanto, se as três cristas não se encontrarem, o ponto triradial pode ser representado por uma crista muito curta e pontilhada chamada **ilha** (Fig. b) ou por uma **extremidade de crista** (Fig. c) ou pode situar-se numa crista no ponto mais próximo do centro da divergência das três cristas mais interiores (Fig. d), o ponto triradial não se situa numa crista e é determinado como o ponto em que os três ângulos entre as cristas mais internas estão o mais próximo possível de 120^0 (Fig. e, f). [1 8 10]

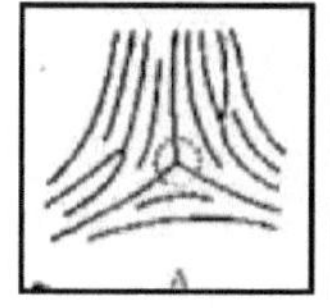

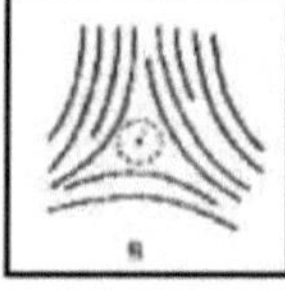

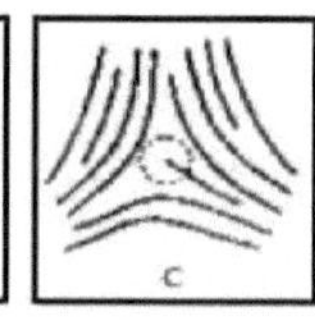

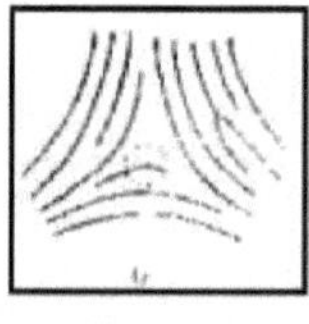

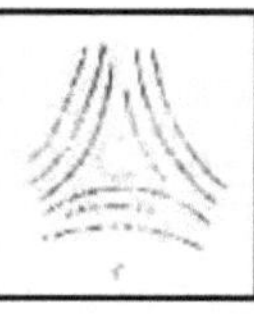

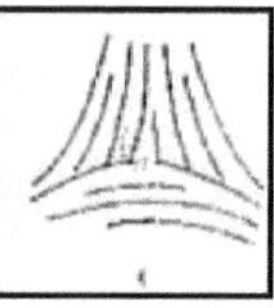

Figure a   Figure b   Figure c   Figure d   Figure e   Figure f

(b) Núcleo

Outro marco importante utilizado na contagem de cristas é um **Núcleo** (Fig. a, b) que se encontra no centro aproximado do padrão. O núcleo pode ter diferentes formas. Num padrão em anel, o núcleo é geralmente representado por uma crista reta, em forma de haste, ou por uma série de duas ou mais cristas paralelas sobre as quais passam outras cristas recorrentes. Se não existir uma crista reta no centro do laço, a crista recorrente mais interior é designada como núcleo. Num verticilo, o núcleo pode aparecer como um ponto ou uma crista curta (reta ou dobrada) ou pode ter a forma de um círculo ou de uma elipse no centro dos padrões.[8]

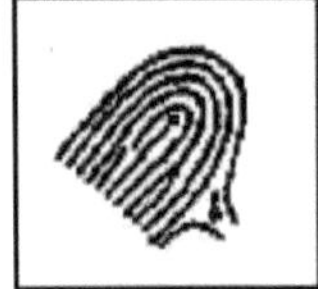

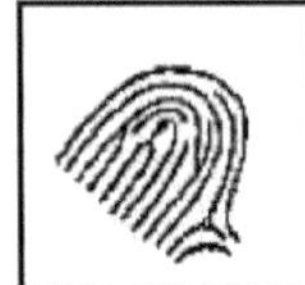

Figure a   Figure b

Na contagem de cristas, não se utiliza o núcleo inteiro, mas apenas o ponto do núcleo. O ponto de núcleo situa-se na extremidade distal da linha reta que forma o núcleo. Quando a crista recorrente mais interna não contém uma crista final, o ponto de núcleo é colocado no ombro do laço mais afastado do ponto triradial. Os ombros de um loop são os pontos em que a crista recorrente se curva definitivamente. Quando está presente um número par de cristas em forma de haste, o ponto de núcleo é colocado na extremidade de uma das duas cristas centrais mais afastadas do trirradial digital. Quando um número ímpar de hastes compõe o meio do padrão, o ponto de núcleo é a ponta da crista central em forma de haste.[10]

11. Configurações do padrão palmar

A palma da mão foi dividida em várias áreas anatomicamente definidas e inclui: a) área Thenar; b) quatro áreas interdigitais, e c) área Hipotenar (Fig. a, b).[1 8 10]

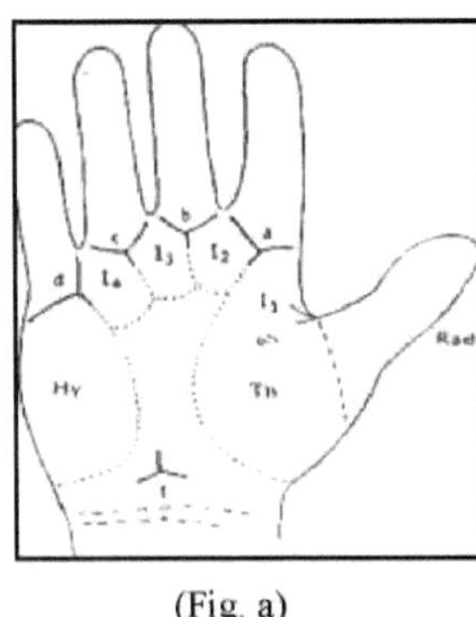

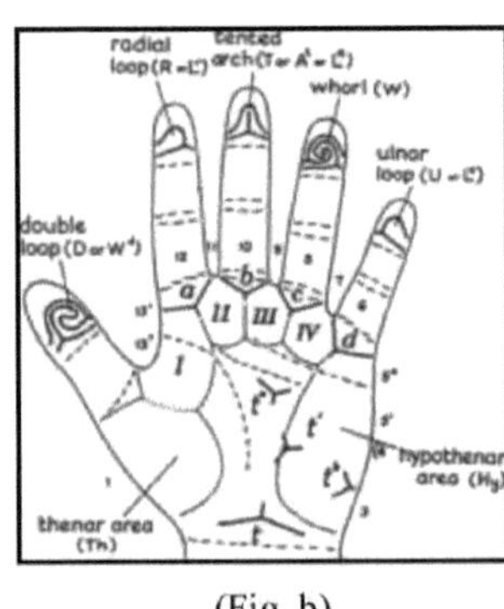

(Fig. a)   (Fig. b)

a) Thenar/Primeira Área Interdigital

Estas duas áreas estão intimamente relacionadas em termos anatómicos e são consideradas como uma única área designada por ténea/primeira interdigital (Th/II). Os padrões, quando presentes, são na maioria das vezes laços. Várias configurações de cristas e suas combinações, como encontradas na área tenar, são ilustradas na (Fig. a) acima. Padrão da área Thenar / Primeiro Interdigital:

a.   Campo aberto/Campo aberto (O/O)

b.   Campo aberto/Vestigio (O/V)

c.   Loop/Loop (L/L)

d.   Campo de laço/aberto (L/O)

e.   Vestígio/Campo aberto (V/O)

f.   Verticilo/Campo aberto. (W/O)[23]

b) Segunda, terceira e quarta zonas interdigitais (I2, I3, I4)

Estas áreas encontram-se na palma distal, na região das cabeças dos ossos metacarpianos. Cada área interdigital é delimitada lateralmente por trirrádios digitais. Os tríradios digitais estão quase sempre localizados proximalmente à base dos dedos Il-V. Os tríradios digitais são designados por a, b, c e d, partindo do tríradio situado na base do dígito II e dirigindo-se para o tríradio associado ao dígito V. A segunda zona interdigital (I_2) situa-se entre os tríradios a e b, a terceira zona interdigital (I_3) entre os tríradios b e c, e a quarta zona interdigital (I_4) entre os tríradios c e d. As configurações encontradas nas regiões interdigitais são as seguintes: laços (L), espirais (W), vestígios (V) e campos abertos (0). Várias configurações de cristas e suas combinações, tal como encontradas na área interdigital, são ilustradas nas figuras a, b, c, d, e e f).[1]

c) Zona hipotenar

Os padrões observados na área hipotenar (hy) são espirais, laços e arcos em forma de tenda. Também ocorrem arcos simples, campos abertos, vestígios e multiplicações de cristas (Fig. a, b).[1]

Marcos de Palmar

Os tríradios digitais e axiais e a linha principal traçada a partir de cada um deles constituem pontos de referência importantes para a análise dermatoglífica. Tipicamente, existem quatro tríradios digitais na porção distal da palma da mão. Encontram-se na região metacarpiana, na base dos dígitos II, III, IV e V. Cada tríradio está normalmente associado a um dígito. Por convenção, são designados por a, b, c e d, seguindo a direção radioulnar (Fig. a, b).[1, 23]

Os trirrádios ou tríradios próximos do eixo palmar são designados por trirrádios axiais (t). São utilizados diferentes símbolos para descrever a posição de um tríradio axial. O símbolo t é reservado para os tríradios axiais encontrados na região proximal da palma, perto da prega do pulso. Um tríradio situado perto do centro da palma é denominado t^{ll} e chamado distal. O símbolo t^{l} exprime a posição intermédia, ou seja, entre t^{l} e t^{ll} . Um tríradio situado extremamente distal, tal como se encontra ocasionalmente distal à prega transversal proximal, pode ser designado por t^{lll} (Fig. b).[1, 23]

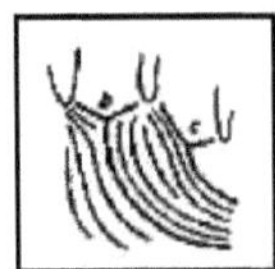 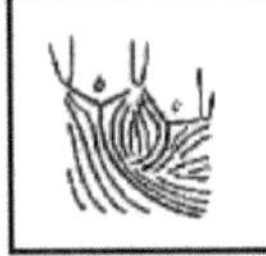 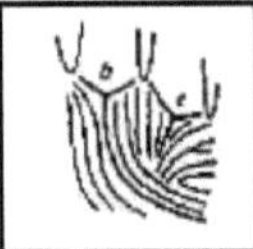 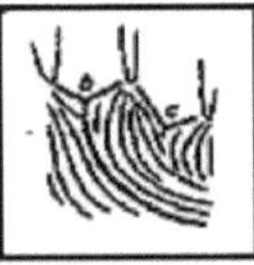 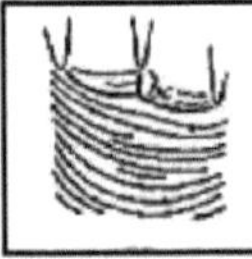 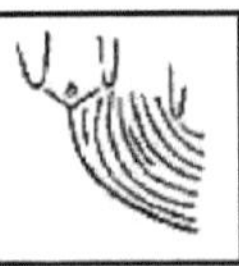

| Figure a | Figure b | Figure c | Figure d | Figure e | Figure f |

-1- atd Ângulo

O ângulo atd é um traço dermatoglífico formado pelo traçado de linhas entre os tríradios abaixo do primeiro e último dígitos e o tríradio mais proximal na região hipotenar da palma da mão. Este traço tem sido amplamente utilizado em estudos dermatoglíficos. Este ângulo é formado por linhas traçadas a partir do tríradio digital "a" até ao tríradio axial e deste até ao tríradio digital d. Quanto mais distal for a posição de t, maior será o ângulo atd (Fig.).[1][8]

A medição dos ângulos atd é ocasionalmente mais complicada pela presença de trirrádios a, d ou t adicionais em algumas impressões. Quando foram encontrados dois tríradios a ou dois tríradios d, o tríradio mais radial e mais ulnar, respetivamente, foi utilizado para determinar o ângulo. Quando se encontrava mais do que um tríradio t numa única impressão, apenas o tríradio mais proximal era utilizado (t em vez de t' e t' em vez de t"), de acordo com os métodos propostos por David (1981a).[1][10]

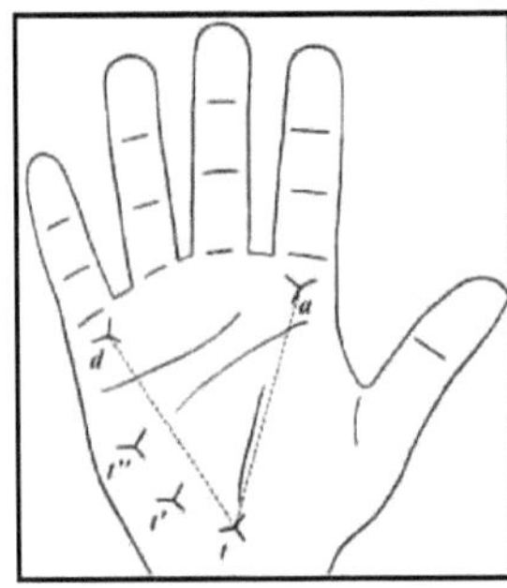

ângulo atd

-2- Análise quantitativa

1) Contagem de Finger Ridge e contagem total de Finger Ridge (TFRC)

A contagem de cristas é utilizada para indicar o tamanho do padrão. É utilizada principalmente nas pontas dos dedos das mãos e dos pés como forma de expressar a distância entre trirradiais digitais ou a densidade de cristas numa determinada área. A contagem é feita ao longo de uma linha reta que liga o ponto triradial ao ponto central (Fig.). As cristas que contêm o ponto central e o ponto triradial são ambas excluídas da contagem. As espirais que possuem dois trirrádios e pelo menos um ponto de núcleo permitem efetuar duas contagens diferentes, uma de cada trirrádio. Uma vez que as contagens das cristas são utilizadas para exprimir o tamanho do padrão, apenas a maior contagem é pontuada num padrão com mais de uma contagem possível. Tanto os arcos simples como os arcos em forma de tenda têm contagens zero. O TFRC representa a soma das contagens das cristas de todos os dez dedos, em que apenas a maior contagem é utilizada nos dígitos com mais de uma contagem de cristas.[1, 23, 25]

2) contagem de ab

A contagem é feita ao longo de uma reta que liga os pontos trirradiais a e b (Fig.) [1 23 25]

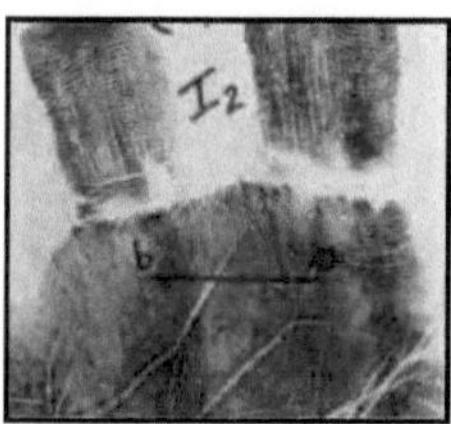

(contagem ab)

CAPÍTULO 5

RESULTADOS E OBSERVAÇÃO

O presente estudo foi realizado para comparar os dermatoglifos palmares em doentes com carcinoma espinocelular oral e no grupo de controlo. O estudo incluiu 30 indivíduos em cada grupo. Entre os pacientes com CCEO, 16 (53,33%) eram do sexo masculino e 14 (46,66%) eram do sexo feminino, com uma faixa etária de 25 a 72 anos. Todos os indivíduos incluídos no estudo consumiam tabaco, quer na forma fumada, quer na forma não fumada. O estudo foi efectuado conforme descrito no material e métodos. Os dados obtidos a partir da análise das impressões digitais e da palma da mão foram tabulados, o valor P foi calculado e os resultados obtidos foram testados quanto à significância estatística.

Seguem-se as impressões que foram avaliadas individualmente

-1- (1 impressão da palma da mão direita + 1 impressão da palma da mão esquerda + 5 impressões digitais da mão direita + 5 impressões digitais da mão esquerda) colhidas individualmente em 30 doentes com CCEO e 30 doentes do grupo de controlo.

-2- Número total de impressões digitais de 30 doentes com CCEO de ambas as mãos = 30 x (5+5) =300

-3- Número total de impressões digitais de 30 pacientes do grupo de controlo de ambas as mãos= 30 x (5+5) = 300

-4- Número total de impressões palmares de 30 pacientes com CCEO = 30 x 2 = 60

-5- Número total de impressões palmares de 30 pacientes do grupo de controlo = 30 x 2 = 60

-6- A avaliação foi efectuada entre as 300 impressões digitais de doentes com CCEO

-7- A avaliação foi efectuada entre as 300 impressões digitais dos pacientes do grupo de controlo

-8- Foi feita uma avaliação comparativa entre as 300 impressões digitais dos doentes com CCEO e as 300 impressões digitais dos doentes do grupo de controlo

-9- Foi feita uma avaliação comparativa entre as 60 impressões palmares dos doentes com CCEO e as 60 impressões palmares dos doentes do grupo de controlo

I) A avaliação foi efectuada entre as **300 impressões digitais de doentes com CCEO** e os resultados foram os seguintes

Tabela no. 1: Padrão de impressões digitais em doentes com CCEO

Padrão	CCEO (n=300)	Percentagem
Arcos	8	2.66%
Laços	206	68.66%

Espirais	86	28.66%

Gráfico n.º 1: Distribuição da frequência do padrão das impressões digitais em doentes com CCEO

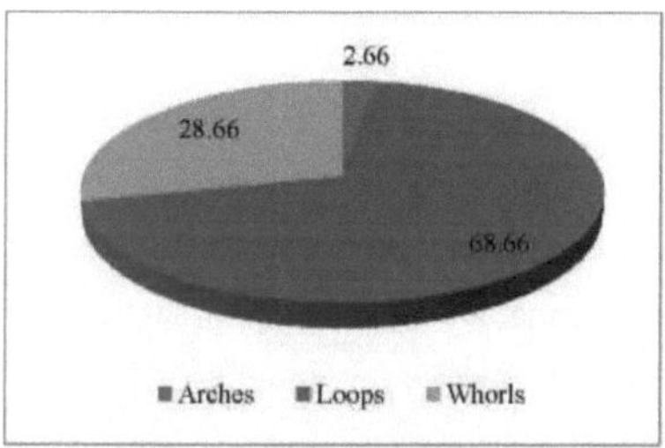

Resultado: A tabela e o gráfico acima mostram a distribuição de 300 padrões de impressões digitais em ambas as mãos em pacientes com CCEO, dos quais 8 impressões digitais eram com arcos (2,66%), 206 com laços (68,66%) e 86 com espirais (28,66%)

Foi feita uma avaliação entre as **300 impressões digitais dos doentes do grupo de controlo** e os resultados foram os seguintes

Tabela n.º 2: Padrão de impressões digitais no grupo de controlo

Padrão	Controlo (n=30)	Percentagem
Arcos	2	0.66%
Laços	122	40.66%
Espirais	176	58.66%

Gráfico 2: Distribuição da frequência do padrão das impressões digitais no grupo de controlo

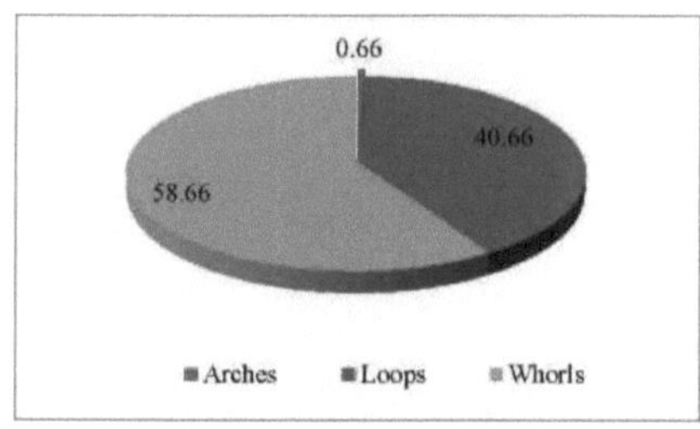

Resultado: A tabela e o gráfico acima mostram a distribuição de 300 padrões de impressões digitais em ambas as mãos dos pacientes do grupo de controlo, dos quais 2 impressões digitais eram com arcos (0,66%), 122 com laços (40,66%) e 86 com espirais (58,66%)

Foi feita uma avaliação comparativa entre as **300 impressões digitais de doentes com CCEO e as 300 impressões digitais de doentes do grupo de controlo**

Padrão	CCEO (n=30)	Grupo de controlo (n=30)	X^2	P
Arcos	8 (2.66%)	2 (0.66%)		
Laços	206 (68.66%)	122 (40.66%)	101.536	0.001
Espirais	86 (28.66%)	176 (58.66%)		

Resultado: embora a frequência de arcos seja baixa, comparativamente, estes são encontrados com maior frequência em doentes com CCEO. Os loops são encontrados com maior frequência em doentes com CCEO, enquanto os Whorls são encontrados com maior frequência em doentes do grupo de controlo. O valor de P é 0,001, o que é estatisticamente muito significativo.

Gráfico 3: Distribuição da frequência de ARCHES nos dois grupos de estudo

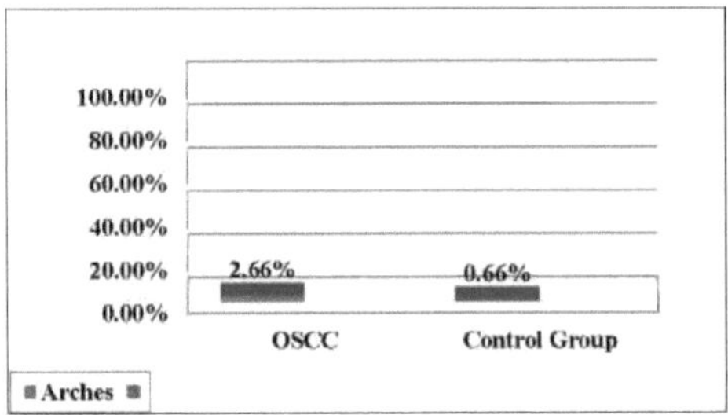

Resultados: Embora a frequência de arcos seja baixa, comparativamente, estes são encontrados com maior frequência em doentes com CCEO quando comparados com o grupo de controlo.

Gráfico 4: Distribuição da frequência de LOOPS nos dois grupos de estudo

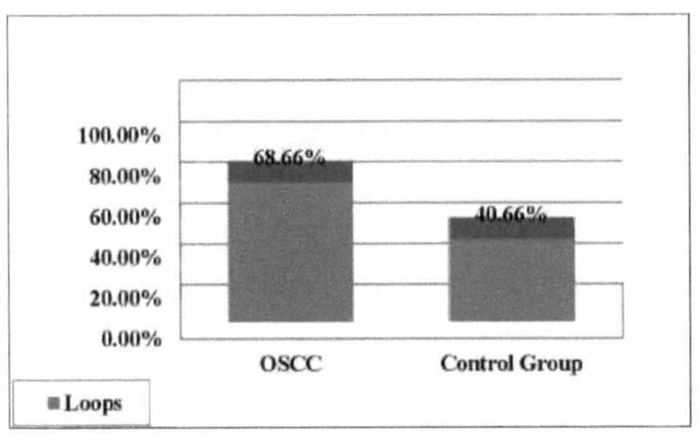

Resultados: Os loops são encontrados com maior frequência em doentes com CCEO quando comparados com o grupo de controlo.

Gráfico 5: Distribuição da frequência de WHORLS nos dois grupos de estudo

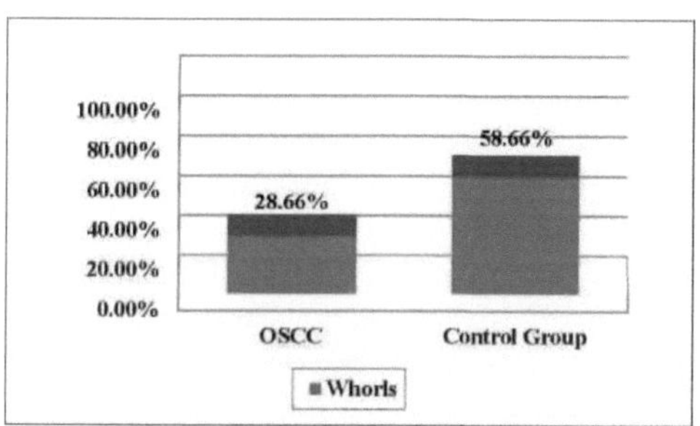

Resultado: As espirais são encontradas com maior frequência no grupo de controlo quando comparadas com as dos doentes com CCEO.

Gráfico 6: Distribuição da frequência dos padrões das impressões digitais Arcos, Laços e Espirais na

dois grupos de estudo

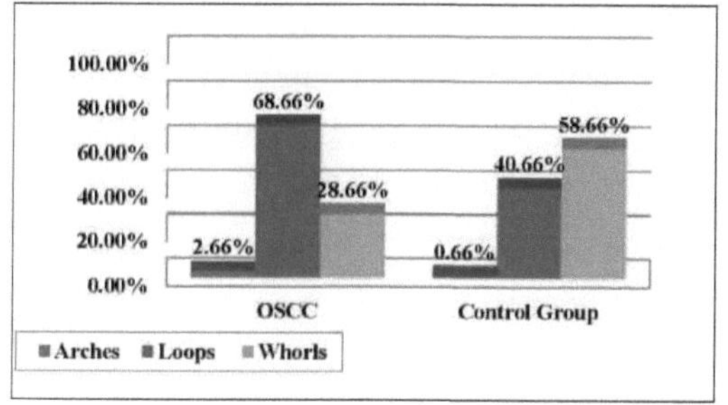

Resultado: O gráfico acima mostra a distribuição comparativa de arcos, laços e espirais nos dois grupos de estudo. Embora a frequência de arcos seja baixa, comparativamente, estes são encontrados com maior frequência em doentes com CCEO (2,66%). Os loops são encontrados com maior frequência em doentes com CCEO (68,66%), enquanto os whorls são encontrados com maior frequência em doentes do grupo de controlo (58,66%).

Tabela n.º 4: Frequência do padrão hipotenar nos dois grupos de estudo

	CCEO (n=30)	Grupo de controlo (n=30)	X^2	P
Certo	20(66.66%)	22(73.80%)	1.746	0.302
Esquerda	18(60.00%)	22(73.80%)		

Resultados: Os padrões dermatoglíficos estudados nas áreas hipotenares de ambas as mãos nos dois grupos de estudo não mostraram diferenças significativas. O padrão hipotenar mais comumente observado é o arco ulnar, que está igualmente distribuído nos grupos e é estatisticamente insignificante.

Gráfico n.º 7: Frequência do padrão hipotenar nos dois grupos de estudo

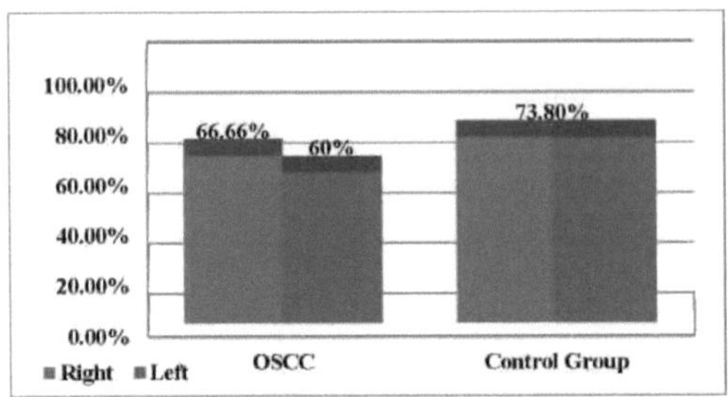

Resultado: O gráfico acima compara os padrões da área hipotenar nos dois grupos de estudo. Os padrões dermatoglíficos estudados nas áreas hipotenares de ambas as mãos nos dois grupos de estudo não mostraram diferenças significativas.

Tabela n.º 5: Frequência do padrão Thenar /I_1 nos dois grupos de estudo

	CCEO (n=30)	Grupo de controlo (n=30)	X^2	P
Certo	22(73.30%)	27(90.00%)		
Esquerda	25(83.80%)	23(76.67%)	1.869	0.374

Resultados: Os padrões dermatoglíficos estudados nas áreas tenar/I1 de ambas as mãos nos dois grupos de estudo não apresentaram diferenças significativas.

Gráfico 8: Frequência do padrão Thenar/I1

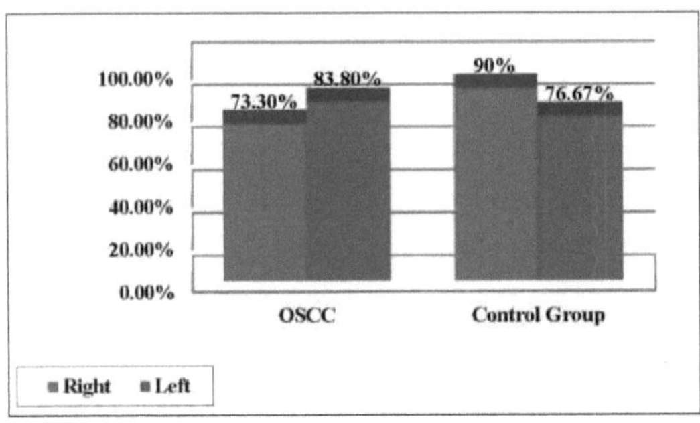

Resultado: O gráfico acima compara as áreas tenar/I1 de ambas as mãos nos dois grupos de estudo, que não apresentam diferenças significativas entre os grupos de estudo.

Tabela n.º 6: Frequência do padrão de área I_2 , I_3 e I_4 nos dois grupos de estudo.

	CCEO (n=30)	Grupo de controlo (n=30)	X^2	P
Certo	46(51.11%)	41(45.55%)	1.745	0.114

| Esquerda | 39(43.33%) | 49(54.44%) | | |

Resultados: Os padrões dermatoglíficos estudados nos padrões das áreas I_2 , I_3 , e I_4 em ambas as mãos, mostraram uma diminuição da frequência de anéis nos doentes com CCEO em comparação com o grupo de controlo. O valor de "P" é de 0,114, o que é bastante significativo.

Gráfico n.º 9: Frequência do padrão de área I_2 , I_3 , I_4 nos dois grupos de estudo

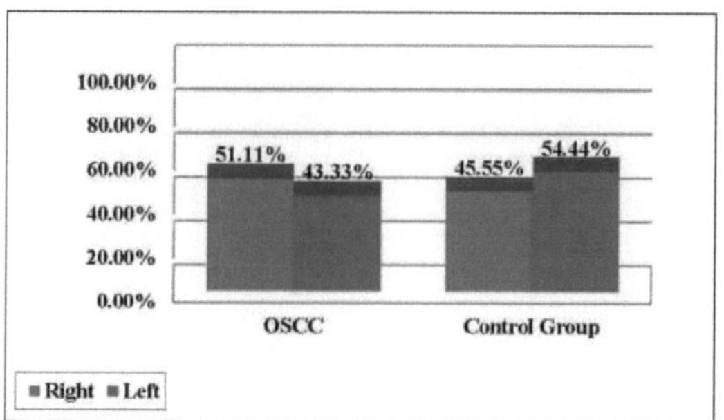

Resultado: A tabela e o gráfico acima mostram a distribuição dos padrões de área I_2 , I_3 , e I_4 em ambas as mãos. Verifica-se uma diminuição da frequência de anéis nos doentes com CCEO em comparação com o grupo de controlo.

Quadro n.º 7: Contagem total de cristas dos dedos (TFRC)

	Média	S.D.	F	P
CCEO (n=30)	140.8	41.11	1.917	0.238
Controlo (n=30)	193.3	56.33		

Resultados: A tabela acima compara a contagem total de cristas dos dedos (TFRC) nos dois grupos de estudo. Observa-se que não há diferença significativa na TFRC entre os dois grupos de estudo.

Quadro n.º 8: Contagem de ab

	Mão direita				Mão esquerda			
	Média	SD	F	P	Média	SD	F	P
CCEO (n=30)	41.93	6.42			44.26	7.97		
Controlo (n=30)	41.1	6.02	1.173	0.381	44.16	7.86	1.951	0.342

Resultados: A tabela acima mostra a frequência da contagem média de ab em ambas as mãos nos dois grupos de estudo.

Não existe uma diferença significativa na contagem média de ab entre os dois grupos de estudo.

Quadro n.º 9: ângulo atd

	MÃO DIREITA	MÃO ESQUERDA

	Média	SD	F	P	Média	SD	F	P
CCEO (n=30)	40.95	4.77	0.554	0.678	42.85	5.13	0.612	0.756
Controlo (n=30)	40.11	4.43			40.83	4.62		

Resultados: A tabela acima mostra a frequência dos ângulos médios atd nos três grupos de estudo de ambas as mãos. Não se registou qualquer diferença significativa entre os dois grupos de estudo.

CAPÍTULO 6

DISCUSSÃO

O presente estudo foi realizado com o objetivo de estudar e analisar os padrões dermatoglíficos palmares em doentes com carcinoma espinocelular oral e de determinar a contribuição genética na etiologia do carcinoma espinocelular oral. O objetivo do estudo foi determinar se existem padrões dermatoglíficos específicos que nos ajudem a prever a ocorrência de CCEO e a identificar os doentes de alto risco no grupo de controlo, de modo a que possam ser instituídas medidas preventivas precoces para evitar a ocorrência de CCEO. 30 pacientes com CCEO foram incluídos no estudo após a obtenção do consentimento informado. Foram comparados com 30 indivíduos com hábitos mas sem lesões como controlos.

Uchida IA (1963) Estudos sobre a hereditariedade dos dermatóglifos através de métodos qualitativos e quantitativos revelaram uma grande semelhança entre gémeos monozigóticos e uma hereditariedade razoavelmente forte entre irmãos e pais.[22]

-1- Holt SB (1961) Com uma população em constante crescimento, torna-se imperativo desenvolver métodos para identificar indivíduos em risco ou já afectados por uma determinada doença, da forma mais económica possível, sem sacrificar a qualidade dos cuidados. Embora a utilização de dermatoglifos seja uma abordagem única e de baixo custo para identificar esses indivíduos.[21]

-2- Cloos J et al (1996) O tabaco e o álcool são factores de risco estabelecidos para o carcinoma espinocelular oral, mas existem também provas substanciais que sugerem que o processo carcinogénico é conduzido pela interação entre a exposição a carcinogéneos exógenos e a suscetibilidade genética inerente. Em resposta a exposições ambientais, os danos genéticos acumulam-se mais rapidamente em indivíduos com suscetibilidade genética a danos no ADN do que naqueles sem essa instabilidade mas com exposição semelhante. Consequentemente, os indivíduos com instabilidade genética podem estar em maior risco de desenvolver esta lesão.[6]

-3- Schaumann B (1976), observou-se a existência de configurações de cristas invulgares não só em doentes com anomalias cromossómicas, mas também em doentes com doenças de um único gene e em alguns em que a base genética da doença não é clara.[1]

-4- Fuller IC (1973) sugeriu que muitos genes que participam no controlo do desenvolvimento dermatoglífico dos dedos e da palma da mão também dão indicações para o desenvolvimento de pré-malignidade e malignidade, pelo que a identificação de pessoas com elevado risco de carcinoma oral de células escamosas poderia ser de grande valor para diminuir a incidência do mesmo.[47]

Tendo em conta a elevada mortalidade e a elevada taxa de morbilidade devidas ao cancro oral na Índia, planeámos avaliar os dermatóglifos palmares em doentes com CCEO e determinar se existe uma correlação entre o CCEO e os dermatóglifos palmares.

-5- Os resultados do nosso estudo foram os seguintes:

Os padrões das pontas dos dedos e das palmas das mãos foram estudados através de uma análise qualitativa e quantitativa.

I) Análise qualitativa: foi efectuada sob as seguintes rubricas.

a) Os padrões das pontas dos dedos podem ser:

1)   Arcos (A)

2)   Os laços (L) foram registados como ulnares (L^U) ou radiais (L^R), dependendo do lado em que se abriram

3)   As espirais (W) foram registadas como espirais simples (W)

b) Os padrões palmares foram estudados como:

1)   Zona hipotenar

2)   Área interdigital Thenar/First/I1

3)   Áreas interdigitais I2, I3 e I4.

II) Análise quantitativa: foi efectuada de acordo com as seguintes rubricas.

1)   Contagem Total de Cumes dos Dedos (TFRC).

2)   contagem de cumeeiras.

3)   ângulo atd.

-1- Seguem-se os resultados das duas análises:

1) A ANÁLISE QUALITATIVA revelou os seguintes resultados:

A análise qualitativa das caraterísticas dermatoglíficas palmares dos doentes com carcinoma espinocelular oral e do grupo de controlo revelou os seguintes resultados

1) Padrões de impressões digitais:

-1- Atasu M, Telatar H (1968) fizeram um estudo preliminar da relação entre cancro e dermatoglifos. Foram recolhidas as impressões digitais dos dígitos das mãos direita e esquerda de 201 doentes com cancro e de 1350 doentes do grupo de controlo. Havia significativamente menos (p<0,05) padrões de laço radial e mais padrões de laço ulnar no primeiro, segundo, terceiro e quarto dígitos da mão esquerda e no segundo dígito da mão direita nos casos de cancro. Nos restantes dígitos de ambos os grupos, a tendência foi para a formação de espirais. Havia significativamente mais anéis ulnares e menos anéis radiais e espirais em 42

a soma dos padrões dos dez dedos nos doentes com cancro.[42]

-2- Elluru Venkatesh et al (2009) As impressões digitais e palmares de 30 indivíduos com CCEO e 30 indivíduos com leucoplasia oral e 30 controlos saudáveis foram avaliadas qualitativa e quantitativamente. Os arcos e os laços foram mais frequentes nos casos do que nos controlos, ao passo que as espirais foram mais frequentes no grupo de controlo (P < 0,01).[64]

-3- Lynch HT et al (1974) avaliaram os padrões dermatoglíficos das impressões digitais e palmares de doentes com cancros orais. Encontraram padrões significativos na avaliação e foram os seguintes (1) aumento da frequência de arcos.[51]

-4- Chorlto SH et al (1970) verificaram um aumento da proporção de anéis ulnares em doentes com cancro.[52]

-5- A análise dos padrões de impressões digitais no nosso estudo revelou as seguintes conclusões:

No presente estudo, a frequência dos padrões das impressões digitais nos dois grupos de estudo foi significativa. Verificou-se uma maior frequência de arcos e laços nos doentes com carcinoma espinocelular oral em comparação com os controlos. As espirais foram mais frequentemente observadas nos controlos do que nos doentes com CCEO (Tabela 1-3, Gráfico 1-6). Os resultados do nosso estudo coincidem com os resultados dos estudos acima mencionados, pelo que podemos concluir que os padrões de impressões digitais dos doentes com CCEO apresentam uma frequência aumentada de arcos e anéis e uma tendência diminuída para espirais.

2) Padrões de impressão palmar:

a) Zona hipotenar:

Atasu M, Telatar H (1968) fizeram um estudo preliminar da relação entre cancro e dermatoglifos. Foram recolhidas as impressões digitais dos dígitos das mãos direita e esquerda de 201 doentes com cancro e de 1350 doentes do grupo de controlo. Não se registou uma diferença significativa entre os grupos nos 42 padrões das áreas tenar e hipotenar direita e esquerda.[42]

Fuller IC (1973) São apresentados dados sobre os dermatóglifos de um grupo de doentes com cancro, mostrando que diferem dos de outros grupos. Não foram observadas diferenças significativas nas configurações palmares.[47]

Elluru Venkatesh et al (2009) As impressões digitais e palmares de 30 indivíduos com CCEO e 30 indivíduos com leucoplasia oral e 30 controlos saudáveis foram avaliadas qualitativa e quantitativamente. O padrão hipotenar mais frequentemente observado é o arco ulnar, que está igualmente distribuído nos três grupos e é estatisticamente insignificante.[64]

-1- A análise do padrão hipotenar em nosso estudo revelou os seguintes achados:

O padrão hipotenar, quando comparado nos dois grupos de estudo, não revelou diferenças significativas. O padrão hipotenar mais comumente observado é o arco ulnar, que está igualmente distribuído em todos os dois grupos de estudo e é estatisticamente insignificante (Tabela 4, Gráfico 7). Os resultados do nosso estudo coincidem com os resultados dos estudos acima mencionados, pelo que podemos concluir que o padrão hipotenar dos doentes com CCEO não apresenta diferenças significativas. Além disso, o padrão hipotenar mais comumente observado em nosso estudo é o arco ulnar, que é igualmente distribuído em todos os dois grupos de estudo, o que vai ao encontro do estudo conduzido por Elluru Venkatesh et al (2009)

b) Zona Thenar/I1:

-1- Atasu M, Telatar H (1968) fizeram um estudo preliminar da relação entre cancro e dermatoglifos. Foram recolhidas as impressões digitais dos dígitos das mãos direita e esquerda de 201 doentes com cancro e de 1350 doentes do grupo de controlo. Não se registou uma diferença significativa entre os grupos nos 42

padrões das áreas tenar e hipotenar direita e esquerda.[42]

-2- Fuller IC (1973) São apresentados dados sobre os dermatóglifos de um grupo de doentes com cancro, mostrando que diferem dos de outros grupos. Não foram observadas diferenças significativas nas configurações palmares.[47]

-3- Elluru Venkatesh et al (2009) As impressões digitais e palmares de 30 indivíduos com CCEO e 30 indivíduos com leucoplasia oral e 30 controlos saudáveis foram avaliadas qualitativa e quantitativamente. O padrão da área Thenar / I 1 nos três grupos de estudo em ambas as mãos não apresenta diferenças significativas entre os grupos de estudo (P > 0,05).[64]

-4- A análise do padrão tenar no nosso estudo revelou os seguintes resultados:

O padrão da área Thenar/I1, quando comparado nos dois grupos de estudo, não revelou diferenças significativas (Tabela 5, Gráfico 8). Os resultados do nosso estudo coincidem com os resultados dos estudos citados anteriormente. Assim, podemos concluir que o padrão tenar dos pacientes com CCEO não apresenta diferenças significativas.

c) Padrões de área I2, I3, I4:

Fuller IC (1973) São apresentados dados sobre os dermatóglifos de um grupo de doentes com cancro, mostrando que diferem dos de outros grupos. Não foram observadas diferenças significativas nas configurações palmares.[47]

Elluru Venkatesh et al (2009)As impressões digitais e palmares de 30 indivíduos com CCEO e 30 indivíduos com leucoplasia oral e 30 controlos saudáveis foram avaliadas qualitativa e quantitativamente. Distribuição do padrão de áreas I2, I3 e I4 nas mãos direita e esquerda. Existe uma maior frequência de loops nos controlos em comparação com os doentes com leucoplasia oral e CCEO. O valor de p é de 0,011, o que é bastante significativo.[64]

-1-A análise do padrão tenar no nosso estudo revelou os seguintes resultados:

12,   Os padrões das áreas I3, I4, quando comparados nos dois grupos de estudo, revelaram menor contagem de alças nas áreas I2, I3 e I[4] em pacientes com carcinoma espinocelular oral em comparação com o grupo controle (Tabela 6, Gráfico 9). Os resultados do nosso estudo coincidem com os resultados dos estudos acima referidos, pelo que podemos concluir que os padrões das áreas I2, I3 e I4 dos doentes com CCEO apresentam uma contagem de alças inferior à dos indivíduos não susceptíveis, sendo a diferença bastante significativa.

II) A ANÁLISE QUANTITATIVA revelou os seguintes resultados:

1) Contagem total de cumes dos dedos (TFRC)

-1-C. Fuller (1973) São apresentados dados sobre os dermatoglifos de um grupo de doentes com cancro, mostrando que diferem dos de outros grupos. As contagens médias de cristas dos doentes com cancro nos dedos indicador e anelar direito e médio e anelar esquerdo são inferiores às de todos os outros grupos estudados, sendo a diferença significativa. Além disso, a contagem total de cristas é mais baixa, mas aqui as diferenças não atingem significância.[47]

-2-Elluru Venkatesh et al (2009) As impressões digitais e palmares de 30 indivíduos com CCEO e 30 indivíduos com leucoplasia oral e 30 controlos saudáveis foram avaliadas qualitativa e quantitativamente. Estudaram a frequência da TFRC em ambas as mãos nos três grupos de estudo. Não existe uma diferença significativa na TFRC entre os grupos.[64]

A análise do TFRC no nosso estudo revelou as seguintes conclusões:

A TFRC média foi menor nos doentes com CCEO quando comparada com o grupo de controlo. No entanto, a TFRC não mostrou qualquer diferença significativa (Quadro 7). Os resultados do nosso estudo coincidem com os resultados do estudo efectuado por IC Fuller, acima mencionado. Assim, concluímos que a TFRC média dos doentes com CCEO é inferior à dos indivíduos não susceptíveis, sendo a diferença significativa. Para além disso, a TFRC é mais baixa, mas aqui as diferenças não atingem significância.

2) contagem de ab

C. Fuller (1973) São apresentados dados sobre os dermatoglifos de um grupo de doentes com cancro, mostrando que diferem dos de outros grupos. Não foram encontradas diferenças significativas na variância das contagens das cristas.[47]

Elluru Venkatesh et al (2009) As impressões digitais e palmares de 30 indivíduos com CCEO e 30 indivíduos com leucoplasia oral e 30 controlos saudáveis foram avaliadas qualitativa e quantitativamente. Estudaram a frequência da contagem de ab em ambas as mãos nos três grupos de estudo. Não existe uma diferença significativa na contagem de ab entre os grupos.[64]

-1-A análise da contagem de ab no nosso estudo revelou os seguintes resultados:

A contagem de ab, quando comparada nos dois grupos de estudo, não revelou diferenças significativas (Tabela 8). Os resultados do nosso estudo coincidem com os resultados dos estudos acima referidos, pelo que podemos concluir que a contagem de ab dos doentes com CCEO não revela diferenças significativas.

3) ângulo atd

C. Fuller (1973) São apresentados dados sobre os dermatoglifos de um grupo de doentes com cancro, mostrando que diferem dos de outros grupos. O ângulo médio da mão direita era significativamente maior no grupo com cancro do que nos outros e as diferenças eram significativas.[47]

Elluru Venkatesh et al (2009) As impressões digitais e palmares de 30 indivíduos com CCEO e 30 indivíduos com leucoplasia oral e 30 controlos saudáveis foram avaliadas qualitativa e quantitativamente. Estudaram o ângulo atd em ambas as mãos nos três grupos de estudo. Não existe uma diferença significativa no ângulo atd entre os grupos.[64]

-I- A análise do ângulo atd no nosso estudo revelou as seguintes conclusões:

Os ângulos atd, quando comparados entre os dois grupos de estudo, não revelaram diferenças significativas. No entanto, o ângulo médio da atd foi ligeiramente maior nos doentes com CCEO do que no grupo de controlo (Tabela 9). Os resultados do nosso estudo coincidem com os resultados do estudo conduzido por I. C. Fuller, mencionado acima. Assim, podemos concluir que a média do ângulo atd dos doentes com CCEO é maior do que a dos indivíduos não susceptíveis, sendo a diferença ligeiramente significativa.

Assim, o nosso estudo pôde analisar e detetar padrões dermatoglíficos específicos com parâmetros significativos que existem em doentes susceptíveis ao CCEO. A partir desses padrões específicos, pode-se tentar identificar os pacientes com ou sem hábitos e com padrões dermatoglíficos semelhantes e colocá-los na categoria de alto risco, para que medidas preventivas precoces possam ser instituídas nesses indivíduos suscetíveis, a fim de evitar a ocorrência de CCEO.

CAPÍTULO 7

RESUMO E CONCLUSÃO

O presente estudo foi realizado para estudar os padrões dermatoglíficos dos dedos e da palma da mão em doentes com CCEO e para investigar qualquer relação entre os dermatoglifos palmares e o CCEO, bem como para determinar a contribuição genética na etiologia do CCEO. O objetivo do estudo foi determinar se existem padrões dermatoglíficos específicos que nos ajudem a prever a ocorrência de CCEO e a identificar os doentes de alto risco no grupo de controlo, de modo a que possam ser instituídas medidas preventivas precoces para evitar a ocorrência de CCEO. 30 pacientes com CCEO foram incluídos no estudo após a obtenção do consentimento informado. Foram comparados com 30 indivíduos com hábitos mas sem lesões induzidas pelo tabaco como controlos. Os detalhes dos indivíduos que participaram no estudo foram registados num formulário de história de casos.

Os parâmetros dermatoglíficos seguintes foram analisados num formulário de análise de impressões digitais e palmares especialmente preparado para o efeito.

1. Padrões de impressões digitais (arcos, laços e espirais)

2. Padrão hipotenar.

3. Padrão de área Thenar/I1.

4. Padrões de área I2, I3, I4.

5. Contagem total de cristas dos dedos.

6. contagem de ab.

7. ângulo atd.

Os padrões das impressões digitais e palmares foram analisados qualitativa e quantitativamente. Os resultados obtidos foram tabulados e representados graficamente. Foram analisados estatisticamente e testados quanto à sua significância estatística. O nosso estudo sobre dermatoglifia palmar em doentes com CCEO revelou padrões dermatoglíficos significativos que nos ajudariam a identificar indivíduos com ou em risco de CCEO, de modo a que os indivíduos de alto risco possam ser identificados e medidas preventivas possam ser instituídas o mais cedo possível para evitar a ocorrência de CCEO.

-1- As conclusões do estudo efectuado sobre dermatoglifos em doentes com CCEO são as seguintes

1) Dos três padrões de impressões digitais, nomeadamente o padrão em arco, em laço e em espiral, avaliados comparativamente, verificou-se um aumento da frequência de laços e uma diminuição da frequência de espirais nos doentes com CCEO do que nos doentes do grupo de controlo.

2) Ao contrário dos loops & whorls, que têm uma maior frequência de ocorrência nas pontas dos dedos, os arcos são normalmente raros de encontrar. No entanto, verificámos que, embora a ocorrência geral seja

rara, os arcos são mais frequentemente encontrados em doentes com CCEO do que em doentes do grupo de controlo.

3) Os doentes com uma frequência aumentada de anéis devem ser classificados como grupo de alto risco e os doentes com uma frequência aumentada de espirais devem ser classificados como grupo de baixo risco, no que diz respeito à avaliação da suscetibilidade individual ao CCEO.

4) Verificou-se uma diminuição da frequência de anéis nas áreas I2, I3 e I4 em doentes com CCEO, enquanto nos controlos os anéis foram encontrados com uma frequência aumentada.

5) Verificou-se um decréscimo na contagem média total das cristas dos dedos, ou seja, a contagem das cristas dos dedos foi menor nos doentes com CCEO, uma vez que apresentam uma maior tendência para laços e arcos, enquanto a contagem das cristas dos dedos foi maior nos doentes do grupo de controlo, uma vez que apresentam uma maior tendência para espirais.

6) Verificou-se um aumento do ângulo médio atd nos doentes com CCEO do que no grupo de controlo.

7) Não foram observadas diferenças significativas nos seguintes resultados nos doentes com CCEO em ambas as mãos, quando comparados com os doentes do grupo de controlo:

a)   Padrão hipotenar

b)   Padrão de área Thenar/I1

c)   Contagem total de cristas dos dedos

d)   ângulo atd

e)   contagem de ab

8) Uma investigação mais aprofundada sobre a relação entre o CCEO e a genética, juntamente com a ajuda de dermatoglifos, pode dar-nos pistas mais valiosas que provavelmente nos ajudarão a identificar indivíduos susceptíveis o mais cedo possível para evitar a ocorrência de CCEO.

9) Os testes laboratoriais para a investigação dos marcadores genéticos, como as MMP, as enzimas metabolizadoras de xenobióticos e os antigénios de histocompatibilidade, podem ser um fardo para os doentes, devido às suas implicações financeiras, pelo que podem ser utilizados marcadores genéticos de baixo custo, ou seja, dermatoglifos, e, se necessário, podem ser efectuadas investigações adicionais para avaliar a origem dos danos e intercetar a nível genético antes do início da carcinogénese nos doentes susceptíveis.

10) Foram efectuados muito poucos estudos dermatoglíficos em relação à malignidade oral, pelo que é necessário realizar cada vez mais estudos com amostras de maior dimensão para concluir os resultados de forma significativa. As diferentes impressões digitais e palmares, com referência conclusiva a montículos individuais, têm de ser analisadas para tornar o estudo mais específico e preciso.

11) Devido à relativa facilidade com que os dermatoglifos podem ser estudados qualitativa e quantitativamente, podem ser uma importante ferramenta de investigação no domínio da medicina e da genética.

Para concluir, é verdade que os doentes que têm hábitos são susceptíveis ao cancro oral, mas para os doentes que desenvolvem esta terrível doença sem qualquer causa ou hábito, pode tentar-se estudar os dermatoglifos palmares e intercetar a doença iminente, o que pode ser útil para salvar vidas.

BIBLIOGRAFIA

1. Schaumann B, Alter M. Dermatoglifos em doenças médicas. New York: Springer Verlag; 1976.

2. Warnakulasuriya S, Sutherland G, Scully C. Tobacco, oral cancer and treatment of dependence (Tabaco, cancro oral e tratamento da dependência). Oral Oncol 2005; 41: 244-60.

3. Jussawalla DJ, Deshpande VA. Evaluation of cancer rise in tobacco chewers and smokers: An epidemiologic assessment. Cancro 1971; 28: 244-52.

4. Van der Waal I, Schepman KP, Van der Meij EH, Smeele LB. Leucoplasia oral: Uma revisão clinicopatológica. Oral Oncol 1997; 33: 291-301.

5. Bartsch H, Rojas M, Nair U, Nair J, Alexandrov K. Genetic susceptibility and DNA adults: Estudos em fumadores, mastigadores de tabaco e trabalhadores de fornos de coque. Cancer Detection and Prevention 1999; 23: 445.

6. Cloos J, Spitz MR, Schantz SP, Hsu TC, Zhang ZF, Tobi H et al. Genetic susceptibility to head and neck squamous cell carcinoma. Journal of National Cancer Institute 1996; 88: 530-5.

7. Galton F. Finger prints. London: McMillan; 1982.

8. Henry ER. Classificação e utilização das impressões digitais. 8th Ed. Londres: HM Stationary Office; 1937.

9. Mavalwala J. Harold. Cummins e o nascimento, crescimento e desenvolvimento da dermatoglifia. Am. J. Phys. Anthrop. 1975; 42: 177-82.

10. Penrose LS. Impressões digitais e quiromancia. The Lancet 1971: 2: 1 2 39-42.

11. Whitelaw WA. Actas das 11th jornadas anuais de história da medicina. 2002 http://www.hom.ucalgary.ca/dayspapers2002.pdf

12. Penrose LS. Significado médico das impressões digitais e fenómenos relacionados. British Medical Journal 1968; 11:321-5.

13. O desenvolvimento do estudo dos dermatoglifos. http://www. johnyfinham.com /history/ dermatoglyphics.htm

14. Mulvihill JJ, Smith DW. A génese dos dermatoglifos. The Journal of Pediatrics 1969; 75: 579-89.

15. Walker NF, Toronto, Ontário. A utilização da configuração dérmica no diagnóstico do mongolismo. Jornal de Pediatria 1957; 50: 19-26.

16. Miller JR, Giroux J. Dermatoglifos na prática pediátrica. Jornal de Pediatria 1966; 69: 30212.

17. Loesch D. A contribuição de L.S. Penrose para a dermatoglifia. J. Ment. Defic. Res. 1973; 17: 1-17.

18. Lin CH, Liu JH, Osterburg JW, Nicol JD. Finger print comparison I: Similarity of finger prints.

Journal of Forensic Sciences 1982; 27: 290-304.

19. Penrose LS. Impressões digitais, palmas das mãos e cromossomas. Nature 1963; 9: 933-8

20. Spence MA, Elston RC, Namboodiri KK, Pollitzer WS. Evidência de um possível efeito de gene principal na contagem absoluta de cristas dos dedos. Human Heredity 1973; 23: 414-421.

21. Holt SB. Quantitative genetics of finger print patterns (Genética quantitativa de padrões de impressões digitais). British Medical Bulletin 1961; 1 7: 247-50.

22. Uchida IA, Soltan HC. Avaliação de dermatoglifos em genética médica. Pediatric Clinics of North America 1963; 10; 409-21.

23. Alter M. A análise dermatoglífica como instrumento de diagnóstico. Medicina 1966; 46: 35-56.

24. Walker NF. Método sem tinta de impressão de dedos, palmas e solas. Journal of Paediatrics 1957; 50: 27.

25. Preus M, Fraser FC. Dermatoglifos e síndromes. Amer. J. Dis. Child. 1972; 124: 933-43.

26. Alter M. Variation in palmar creases.Amer.J.Dis.Child.1970; 120:424 431.

27. Popich GA, Smith DW. A génese e o significado das pregas digitais e palmares da mão: Relatório preliminar. The Journal of Pediatrics 1970; 677: 1017-23.

28. Scully C, Field JK, Tanzawa H. Aberrações genéticas no carcinoma de células escamosas oral ou da cabeça e pescoço (SCCHN): 1. metabolismo dos carcinogéneos, reparação do ADN e controlo do ciclo celular. Oral Oncol. 2000; 36: 256-63.

29. Houck JR, Romano PJ, Barthalomew M, Smith PJ, Kloszewski F, Vesell ES. Os antigénios de histocompatibilidade influenciam o risco de carcinoma da cabeça e do pescoço? Cancer. 1992; 69: 2327-32.

30. Sato M, Sato T, Izumo T, Amagasa T. Suscetibilidade geneticamente elevada para o carcinoma de células escamosas oral em termos de genotipagem combinada dos genes CYPIAI e GSTMI. Oral Oncol 2000; 36: 267-71.

31. Buch SC, Notani PN. Bhisey RA. Polimorfismo nos loci dos genes GSTMI, GSTM3 e GSTTI e suscetibilidade ao cancro oral numa população indiana. Carcinogenesis 2002: 23: 803-7.

32. Kao SY, Wu CH, Lin SC, Yap. SK, Chang CS, Wong YK et al Polimorfismo genético do citocromo P4501A1 e suscetibilidade ao carcinoma espinocelular oral e lesões pré-cancerosas orais associadas ao tabagismo / uso de bétel. J Oral pathol Med 2002; 31: 505-11.

33. Drummond SN, Marco LD, Noronha JCM, Gomez RS. Polimorfismo da GSTMI e carcinoma espinocelular oral. Oral Oncol 2004; 40: 52-5.

34. Sturgis EM, Castillo EJ, Li L, Zheng R, Eicher SA, Clayman GL. Polimorfismos do gene de

reparação do ADN XRCC1 no carcinoma de células escamosas da cabeça e do pescoço. Carcinogenesis 1999; 20:2125-9.

35. Wu X, Lippman SM, Lee J, Zhu Y, Wei QV, Thomas et al Instabilidade cromossómica em linfócitos - Um potencial indicador de predisposição para lesões pré-malignas orais. Cancer Research 2002; 62: 28 13-8.

36. Lin SC, Liu CJ, Chung MY, Huang JW, Shieh TM, Chang KW. Correlação entre genótipos funcionais no promotor da matriz metaloproteinases-1 e o risco de carcinoma espinocelular oral. J Oral Pathol Med 2004; 33: 323-6.

37. Lin SC, Lo SS, Liu CJ, Chung MY, Huang JW, Chang KW. O genótipo funcional no promotor da Matrix Metallo Proteinases-2 é um fator de risco para a carcinogénese oral. J Oral Pathol Med 2004; 33: 405-9.

38. Ku KT et al. Vascular endothelial growth fator gene-460 C/T polymorphism is a biomarker for detecting oral cancer. Oral Oncology 2005: 41: 497-502.

39. Holley SL, Matthias C, Jahnke V, Fryer AA, Strange RC, Hoban PR. Association of cyclin D1 polymorphism with increased susceptibility to oral squamous cell carcinoma. Oral Oncol 2005: 41:156-60.

40. Jafferies S, Kote-Jarai Z, Goldgar D, Houlston R, Williams MJF, A'Hern R et at. Association between polymorphisms of GPX1 gene & second primary tumors after index squamous cell carcinoma of the head and neck. Oral Oncol 2005; 41:455-61.

41. Prime SS, Takker NS, Pring M, Guest PG, Paterson IC. A review of inherited cancer syndromes and their relevance to oral squamous cell carcinoma Oral Oncol 2001;37: 1-16.

42. Atasu M, Telatar H. Cancro e dermatoglifos. Lancet 1968; 20: 861.

43. Rosner F. Dermatoglifia de crianças leucémicas. Lancet 1969; 2: 272.

44. Aleksandrowicz J, Debski T, Schiffer Z. Dermatoglifia na leucemia. Lancet 1966; 2: 1364.

45. Verbov JL. Dermatoglifos e leucemia. Lancet 1969; 2; 323.

46. Menser MA, Pervis-Smith SG. Defeitos dermatoglíficos em crianças com leucemia. Lancet 1969; 31: 1076-7.

47. Fuller IC. Predisposição hereditária para o cancro: Um estudo dermatoglífico. Br. J Cancer 1973; 28: 186-9.

48. Seltzer MH, Plato CC, Engler PE, Fletcher HS. Dermatoglifos digitais e cancro da mama. Breast Cancer Res Treat 1982; 2: 261-5.

49. Seltzer MN, Plato CC, Fox KM. Dermatoglifia na identificação de mulheres com ou em risco de

cancro da mama. Am J Med Genet 1990: 37:

50. Vishwanathan G, Mascarenhas A, Bhandari C, Mary SC, Mishra R, Philio RS. Dermatoglyphic analysis of breast cancer patients from Bangalore institute of oncology, Bangalore. J Ecotoxic envir Monit 2002; 12(2): 153-6.

51. Lynch HT, Kaplan AR, Moorhouse A, Krush AJ, Clifford G. Dermatoglyphic peculiarities in members of high-cancer-risk kindred. Prog Exp Tumor Res. 1974; 19: 325-32.

52. Chorlto SH. Dermatoglifos, grupos sanguíneos e cancro. Lancet. 1970; 21: 627.

53. Li FP, Montesano R. Interactions of cancer susceptibility genes and environmental carcinogens (Interações entre genes de suscetibilidade ao cancro e carcinogéneos ambientais). Associação Americana para a Investigação do Cancro (AACR)-Agência Internacional para a Investigação do Cancro (IARC) Cancer Res 1994:54:4243-7.

54. Hsu TC. Instabilidade genética na população humana: uma hipótese de trabalho. Hereditas 1983; 98: 1-9.

55. Spitz MR, Bondy ML. Estudo sobre a suscetibilidade genética ao cancro. Cancro 1993: 72 (3 Suppl): 991-5.

56. Ponder BA. Inherited predisposition to cancer. Trends Genet 1990; 6:213-8.

57. Hsu TC. Genetic predisposition to cancer with special reference to mutagen sensitivity. In Vitro Cell Dev Biol 1987; 23:591-6O3.

58. Swift M, Morrell D, Massey RB, Chase CL. Incidência de cancro em 161 famílias afectadas por ataxia-telangiectasia. N Engl J Med 1991:325:1831-6.

59. Pandita TK, Hittelman WN. Evidence for a chromatin basis for increased mutagen sensitivity associated with multiple primary malignancies of head and neck. Int J Cancer 1995; 61:738-43.

60. Cummins h. & Midlo c. (1961) finger prints, palms and soles. New York: Dover.

61. Glanville E V. (1965A) Hereditariedade e padrões dérmicos nas áreas interdigitais da palma da mão. Ata genet 14, 295.

62. Glanville E. V. (1965b) Heredity and Line A of Palmar Dermatoglyphics. Ame. J. Humt. Genet. 17, 420.

63. Holt S. B. (1968) The Genetics of Dermal Ridges [A genética das cristas dérmicas]. Springfield: Thomas.

64. Elluru Venkatesh et al

ANEXO 1- LISTA DE ABREVIATURAS

A	- Simple Arch
A^C	- Arch Carpal
A^{CC}	- Accidentals
A^R	- Arch Radial
Hyp	- Hypothenar
I_2, I_3, I_4	- Interdigital Areas
L^U	- Loop Ulnar
L^D	- Loop Distal
L^R/A^C	- Loop Radial / Arch Carpal
L/L	- Loop/Loop
L/O	- Loop/Open Field
O	- Open Field
O/O	- Open field/Open field
OSCC	- Oral squamous cell carcinoma
R	- Radial Loop
S	- S Pattern whorl
Th/I_1	- Thenar/First interdigital area
TFRC	- Total Finger Ridge Count
U	- Ulnar Loop
V	- Vestige
V/O	- Vestige/Open field
W	- True or Simple Whorl
W^{dl}	- Double Loop Whorl
W/O	- Whorl/Open field

ANEXO 2- CARTA MAGNA

DOENTES COM CARCINOMA ESPINOCELULAR ORAL

Sr. No.	Age in year	Sex	Finger count and Pattern											Total Finger Ridge Count
			Right Hand						Left Hand					
			I	II	III	IV	V		I	II	III	IV	V	
1	56	M	W 21	W 16	W 11	W 14	L^U 19		W 20	W 14	W 14	L^U 17	L^U 16	162
2	50	M	W 21	L^U 8	L^U 13	L^U 15	L^U 12		L^U 11	L^U 7	L^U 8	L^U 9	L^U 15	119
3	70	M	W 19	L^U 8	L^U 11	L^U 12	L^U 14		L^U 13	L^U 10	L^U 9	L^U 11	L^U 12	119
4	36	M	W 19	L^U 7	L^U 10	L^U 11	L^U 9		L^U 12	L^U 8	L^U 9	L^U 11	L^U 12	108
5	35	F	W 18	L^U 13	L^U 14	L^U 10	L^U 11		W 14	A 0	L^U 13	L^U 8	L^U 7	108
6	72	F	L^U 21	L^U 17	L^U 15	W 18	W 13		W 19	L^U 11	L^U 14	W 17	W 17	159
7	47	M	W 19	L^U 8	L^U 11	L^U 12	L^U 10		L^U 13	L^U 8	L^U 11	L^U 10	L^U 13	115
8	65	M	W 18	L^U 13	L^U 15	L^U 15	L^U 10		W 18	L^U 10	L^U 12	W 15	L^U 11	137
9	65	M	L^U 16	W 12	L^U 12	W 11	L^U 8		L^U 17	W 13	L^U 15	L^U 18	L^U 13	135
10	40	F	W 20	L^U 12	L^U 13	L^U 11	L^U 10		W 16	A 0	L^U 13	L^U 9	L^U 8	112
11	60	M	W 18	L^U 8	L^U 11	L^U 12	L^U 14		W 19	L^R 17	L^U 10	L^U 14	L^U 9	132
12	65	F	W 18	W 16	L^U 13	L^U 20	L^U 14		W 18	W 16	L^U 14	W 16	L^U 12	157
13	60	F	W 12	W 14	L^U 12	W 15	W 17		W 14	W 10	L^U 13	L^U 17	L^U 15	139
14	25	F	W 27	W 17	L^U 19	L^U 18	L^U 18		W 34	L^U 7	L^U 17	L^U 28	L^U 24	209
15	55	M	W 21	W 17	L^U 17	W 19	L^U 20		W 18	L^U 23	L^U 19	L^U 21	L^U 15	190

DOENTES COM CARCINOMA ESPINOCELULAR ORAL

Sr. No.	Age in year	Sex	PALMAR AREAS										atd angle		ab count	
			Right Hand					Left Hand					Right	Left	Right	Left
			Hyp	Th/I$_1$	I$_2$	I$_3$	I$_4$	Hyp	Th/I$_1$	I$_2$	I$_3$	I$_4$				
1	56	M	L^C	O/O	O	L^D	O	A^U	O/O	O	L^D	O	44^0	42^0	41	40
2	50	M	W	O/O	O	O	L^D	L^R/A^C	V/O	O	O	L^D	43^0	49^0	48	51
3	70	M	W	O/O	O	O	L^D	L^R/A^C	V/O	O	O	L^D	41^0	48^0	42	45
4	36	M	L^R/A^C	O/O	O	O	L^D	W	V/O	O	O	L^D	41.5^0	50^0	51	41
5	35	F	A^U	O/O	O	L^D	O	A^U	V/O	O	L^D	O	42^0	41^0	46	45
6	72	F	A^U	O/O	O	O	O	A^U	V/O	O	O	L^D	39^0	44.5^0	38	59
7	47	M	L^R/A^C	O/O	O	O	L^D	W	V/O	O	O	L^D	43.5^0	49.5^0	48	51
8	65	M	A^U	O/O	O	L^D	O	L^U	O/O	O	O	O	39^0	38^0	43	41
9	65	M	L^R/A^C	O/O	O	L^D	O	A^U	V/O	O	L^D	L^D	51^0	55^0	35	38
10	40	F	A^U	O/O	O	L^D	O	A^U	V/O	O	L^D	O	41^0	41.5^0	39	40
11	60	M	A^U	V/O	O	L^D	O	A^U	V/O	O	L^D	O	56.5^0	53^0	34	36
12	65	F	A^U	L/O	O	L^D	O	A^U	O/O	O	L^D	O	40^0	52^0	42	42
13	60	M	A^U	V/O	L^D	L^D	L^D	A^U	V/O	L^D	L^D	L^D	40.5^0	40^0	34	31
14	25	F	A^U	O/O	O	L^D	L^D	L^R/A^C	V/O	O	O	L^D	35^0	36^0	46	45
15	55	M	A^U	O/O	O	O	L^D	A^U	O/O	O	O	L^D	52^0	50^0	50	61

DOENTES COM CARCINOMA ESPINOCELULAR ORAL

Sr. No.	Age in year	Sex	Finger count and Pattern											Total Finger Ridge Count
			Right Hand					Left Hand						
			I	II	III	IV	V	I	II	III	IV	V		
16	50	M	A 0	A 0	L^U 6	L^U 19	L^C 5	L^C 14	A 0	L^C 7	L^C 20	L^U 9	80
17	61	M	L^U 16	A 0	L^U 9	W 16	L^U 9	L^U 11	L^U 9	L^U 8	W 14	L^U 9	101
18	65	M	W 21	L^R 22	L^C 14	W 17	L^U 19	L^C 15	L^R 1	A 0	L^C 9	L^U 7	125
19	35	F	L^U 13	L^C 4	L^C 3	L^U 17	L^U 12	L^C 11	L^R 7	L^C 4	W 18	L^U 8	97
20	37	F	L^U 16	L^U 12	L^U 13	L^U 9	L^C 8	L^C 15	L^U 14	L^U 10	L^U 17	L^U 9	114
21	55	F	L^U 12	L^R 19	L^C 17	W 18	L^U 19	A 0	L^R 15	L^U 26	L^C 24	L^C 12	179
22	60	M	W 32	L^U 15	W 21	W 24	L^U 21	L^U 18	W 13	W 14	W 22	L^U 20	200
23	42	F	L^U 21	L^C 16	L^C 18	W 19	W 16	L^U 18	L^U 13	L^U 14	W 17	W 11	163
24	42	M	W 17	L^C 11	L^C 16	L^U 15	L^U 13	L^C 17	L^U 11	L^U 13	W 14	L^U 12	139
25	62	F	L^U 16	L^C 1	L^U 9	W 16	L^C 9	W 11	L^U 9	L^C 8	W 14	L^U 9	101
26	65	M	L^U 14	L^C 13	L^C 13	L^U 12	L^C 9	L^C 17	L^U 9	L^C 14	W 15	L^C 14	130
27	70	F	W 32	L^C 15	W 21	W 24	L^U 21	L^C 18	W 13	W 14	W 22	L^U 20	200
28	50	F	L^C 7	L^C 6	L^C 12	L^U 14	L^C 6	L^U 6	L^U 11	L^U 14	L^C 7	L^U 7	90
29	60	F	W 20	W 17	L^C 17	W 21	L^U 26	L^C 27	L^C 23	L^U 15	W 26	L^C 20	212
30	45	F	W 24	W 18	L^C 16	W 18	W 17	W 26	W 20	W 16	W 19	L^U 18	192

DOENTES COM CARCINOMA ESPINOCELULAR ORAL

Sr. No.	Age in year	Sex	PALMAR AREAS										atd angle		ab count	
			Right Hand					Left Hand					Right	Left	Right	Left
			Hyp	Th/I_1	I_2	I_3	I_4	Hyp	Th/I_1	I_2	I_3	I_4				
16	50	M	A^U	V/O	O	O	L^D	A^U	L/O	O	O	L^D	43^0	43^0	42	38
17	61	M	A^U	O/O	O	L^D	L^D	A^U	V/O	O	O	L^D	38^0	41^0	45	47
18	65	M	A^U	O/O	O	L^D	O	A^U	O/O	O	O	L^D	48^0	47^0	40	41
19	35	F	A^U	O/O	O	L^D	O	A^U	V/O	O	O	L^D	42.5^0	47^0	38	41
20	37	F	A^U	V/O	O	O	O	L^R/A^C	V/O	O	O	L^D	39^0	41.5^0	54	44
21	55	F	L^U/A^C	V/O	O	O	L^D	A^U	L/O	O	O	L^D	64^0	43^0	53	47
22	60	M	L^R/A^C	O/O	O	O	L^D	L^R/A^C	V/O	O	O	L^D	42^0	41^0	32	40
23	42	F	A^U	O/O	O	O	L^D	A^U	V/O	O	O	L^D	38.5^0	48^0	43	45
24	42	M	A^U	O/O	O	L^D	L^D	L^R/A^C	V/O	O	L^D	O	39^0	40^0	37	47
25	62	F	A^U	L/O	O	L^D	L^D	A^U	V/O	O	O	L^D	37.5^0	41^0	47	46
26	65	M	A^U	L/O	O	L^D	L^D	L^R/A^C	L/O	O	L^D	O	36^0	44^0	25	40
27	70	F	L^R/A^C	O/O	O	O	L^D	W^S	V/O	O	O	L^D	41^0	40^0	36	38
28	50	F	A^U	V/O	O	O	L^D	A^U	V/O	O	O	O	42^0	41^0	41	45
29	60	F	A^U	V/O	O	L^D	O	A^U	O/O	O	L^D	O	35^0	36.5^0	46	38
30	45	F	L^R/A^C	O/O	O	L^D	O	L^R/A^C	O/O	O	O	L^D	46^0	42^0	42	65

DOENTES DO GRUPO DE CONTROLO

| Sr. No. | Age in year | Sex | Finger count and Pattern | | | | | | | | | | Total Finger Ridge Count |
| | | | Right Hand | | | | | Left Hand | | | | | |
			I	II	III	IV	V	I	II	III	IV	V	
1	68	M	L^U 22	W 20	W 19	W 21	W 23	L^U 19	W 21	W 20	W 19	W 20	204
2	48	M	W 15	W 16	L^U 13	W 19	W 17	L^U 17	L^U 24	L^U 18	W 18	W 17	174
3	34	M	L^U 29	W 20	L^R 24	W 21	W 24	L^U 34	W 19	W 24	W 28	W 25	118
4	47	M	W 17	W 21	W 24	W 20	W 18	W 20	W 25	W 21	W 16	W 20	202
5	52	M	W 46	W 41	W 38	W 37	L^U 36	W 49	W 41	W 54	W 52	W 57	451
6	65	M	W 23	W 13	W 20	W 25	L^U 22	W 28	W 19	W 20	W 21	L^U 18	206
7	58	M	W 28	W 22	L^U 19	W 21	W 17	L^U 32	W 26	W 29	W 24	W 21	237
8	69	M	W 21	W 9	W 12	W 19	W 12	L^U 15	W 13	W 18	W 26	L^U 15	160
9	37	M	W 26	W 11	W 11	W 19	W 12	L^U 14	W 13	W15	W 26	L^U 19	166
10	37	M	L^U 15	L^U 13	L^U 13	L^U 12	L^U 9	L^R 18	L^U 12	L^U 13	W 14	L^U 14	133
11	52	M	L^U 6	L^U 14	L^U 12	L^U 6	L^U 7	L^U 6	L^U 11	L^U 14	L^U 7	L^U 7	90
12	25	M	L^U 6	L^U 11	L^U 14	L^U 7	L^U 7	L^U 7	L^U 6	L^U 12	L^U 14	L^U 6	90
13	39	M	W 8	L^U 8	L^U 7	L^U 4	L^U 7	W 13	A 0	L^U 4	L^U 2	L^U 4	57
14	25	M	W 8	L^U 8	L^U 7	L^U 4	L^U 7	W 13	A 0	L^U 4	L^U 2	L^U 4	57
15	36	M	W 27	L^U 11	L^U 14	L^U 13	L^U 18	L^U 11	L^U 7	L^U 9	L^U 12	L^U 15	137

DOENTES DO GRUPO DE CONTROLO

Sr. No.	Age in year	Sex	PALMAR AREAS											atd angle		ab count	
			Right Hand					Left Hand						Right	Left	Right	Left
			Hyp	Th/I$_1$	I$_2$	I$_3$	I$_4$	Hyp	Th/I$_1$	I$_2$	I$_3$	I$_4$					
1	68	M	A^U	O/O	L^D	L^D	L^D	A^U	V/O	O	L^D	L^D	35^0	37.5^0	36	42
2	48	M	A^U	O/O	O	L^D	O	A^U	V/O	O	O	O	43^0	41^0	39	41
3	34	M	A^U	V/O	O	L^D	O	A^U	V/O	O	L^D	L^D	41^0	42^0	40	38
4	47	M	A^U	V/O	L^D	L^D	O	A^U	V/O	L^D	L^D	L^D	30^0	31^0	25	21
5	62	M	A^U	O/O	O	O	L^D	A^U	O/O	O	L^D	L^D	43^0	44.5^0	61	67
6	65	M	L^R/A^C	V/O	O	L^D	L^D	L^R/A^C	V/O	O	L^D	L^D	35^0	40^0	43	59
7	58	M	A^U	V/O	O	L^D	O	A^U	V/O	O	L^D	L^D	41^0	40^0	45	48
8	69	M	L^R/A^C	O/O	O	L^D	O	L^R/A^C	V/O	O	O	L^D	40^0	36^0	42	41
9	37	M	L^R/A^C	O/O	O	L^D	O	L^R/A^C	V/O	O	O	L^D	41.5^0	36.5^0	51	39
10	37	M	A^U	V/O	O	L^D	O	A^U	L/V	O	O	O	36.5^0	41^0	24	38
11	52	M	A^U	V/O	O	O	L^D	A^U	V/O	O	O	O	43^0	43^0	44	56
12	25	M	A^U	V/O	O	O	L^D	A^U	V/O	O	O	O	41^0	41^0	46	47
13	39	M	A^U	V/O	O	L^D	L^D	A^U	O/O	O	O	L^D	41.5^0	41.5^0	34	38
14	25	M	A^U	O/O	O	L^D	L^D	A^U	O/O	O	O	L^D	42^0	42^0	49	39
15	36	M	W^S	O/O	O	O	L^D	L^R/A^C	V/O	O	O	L^D	43.5^0	51^0	59	55

Sr. No.	Age in year	Sex	Finger count and Pattern										Total Finger Ridge Count
			Right Hand					Left Hand					
			I	II	III	IV	V	I	II	III	IV	V	
16	27	M	W 24	W 15	L^U 20	W 19	W 15	W 20	W 17	L^U 21	W 16	L^U 22	189
17	24	M	W 37	W 33	W 31	W 39	L^U 36	W 35	W 29	W 37	W 49	L^U 51	377
18	24	M	W 25	W 20	W 22	W 25	W 24	W 44	W 20	W 24	W 21	W 17	292
19	25	M	L^U 19	L^U 13	L^U 14	W 27	L^U 16	L^U 15	L^U 14	W 14	L^U 23	L^U 17	162
20	62	M	A^{CC} 18	W 15	W 14	W 27	W 22	W 40	W 24	W 19	W 13	W 9	201
21	61	M	W 18	W 17	W 13	W 24	W 16	W 22	W 17	W 21	W 17	W 15	180
22	25	M	W 25	L^U 6	L^U 9	L^U 6	W 25	W 17	L^R 19	L^U 13	L^U 21	L^U 16	152
23	29	M	W 21	W 19	L^U 18	W 20	W 22	W 27	W 24	W 16	W 19	L^U 20	206
24	31	M	W 29	W 30	W 31	W 37	W 31	W 22	W 32	W 37	W 32	W 31	312
25	49	M	W 23	L^U 16	L^U 19	W 28	L^U 27	W 34	L^U 6	L^U 29	W 33	L^U 20	333
26	37	M	W 29	L^U 7	L^U 6	W 23	L^U 21	L^U 46	A^{CC} 12	L^U 15	L^U 19	L^U 30	208
27	63	M	W 22	W 18	W 26	W 27	W 21	W 21	W 15	W 18	W 19	W 21	208
28	31	M	W 21	W 27	W 17	W 18	L^U 19	W 17	W 22	W 26	W 15	W 15	197
29	59	M	L^U 16	L^U 10	L^U 2	W 17	L^U 6	L^U 5	L^U 9	L^U 3	W 21	L^U 14	103
30	23	M	L^U 21	L^U 16	L^U 17	W 23	L^U 22	L^U 18	L^U 17	W 22	L^U 17	L^U 24	197

DOENTES DO GRUPO DE CONTROLO

Sr. No.	Age in year	Sex	PALMAR AREAS											atd angle		ab count	
			Right Hand					Left Hand					Right	Left	Right	Left
			Hyp	Th/I$_1$	I$_2$	I$_3$	I$_4$	Hyp	Th/I$_1$	I$_2$	I$_3$	I$_4$				
16	27	M	A^U	V/O	O	L^D	O	A^U	V/O	O	O	O	42.5^0	42^0	52	54
17	24	M	L^R/A^C	O/O	O	O	L^D	L^R/A^C	V/O	O	L^D	L^D	44^0	44.5^0	54	49
18	24	M	A^U	V/O	O	L^D	L^D	A^U	V/O	O	L^D	L^D	35.5^0	37^0	42	45
19	25	M	A^U	O/O	O	O	L^D	A^U	O/O	O	O	L^D	37^0	39^0	28	35
20	62	M	A^U	V/O	L^D	L^D	O	A^U	V/O	O	L^D	L^D	36^0	41.5^0	40	50
21	61	M	A^U	V/O	L^D	L^D	O	A^U	V/O	O	L^D	O	37^0	41.5^0	41	44
22	25	M	A^U	O/O	O	L^D	O	A^U	O/O	O	L^D	O	55.5^0	55.5^0	34	35
23	29	M	L^R/A^C	O/O	O	L^D	O	L^R/A^C	O/O	O	O	L^D	46^0	40^0	57	58
24	31	M	A^U	V/O	L^D	L^D	O	A^U	V/O	L^D	L^D	L^D	33.5^0	37^0	27	28
25	49	M	W^S	O/O	O	O	L^D	W^S	O/O	O	O	L^D	40^0	37.5^0	56	41
26	37	M	A^U	O/O	O	L^D	L^D	A^U	O/O	O	O	L^D	37^0	39.5^0	48	49
27	63	M	L^R/A^C	V/O	O	L^D	O	L^R/A^C	V/O	O	L^D	O	43^0	45^0	42	34
28	31	M	A^U	O/O	O	O	L^D	A^U	V/O	O	O	L^D	41.5^0	41^0	39	42
29	59	M	A^U	O/O	O	O	O	A^U	O/O	O	O	O	40^0	37^0	34	51
30	23	M	A^U	O/O	O	O	L^D	A^U	O/O	O	O	L^D	38^0	39^0	32	41

ANEXO 3 - FORMULÁRIO DE HISTORIAL DE CASOS

<u>FORMULÁRIO DE HISTORIAL DE CASOS</u>

-I- DADOS BIOGRÁFICOS DO DOENTE

- Nome do paciente:
- Idade:
- Sexo:
- Profissão:
- Estado civil:
- Endereço para correspondência:
- Número de telefone:
- Data:

-1- QUEIXA PRINCIPAL:

-2- HISTÓRIA DA DOENÇA ACTUAL:

-3- HISTÓRIA DENTÁRIA ANTERIOR:

-4- HISTÓRIA MÉDICA ANTERIOR:

-5- HISTÓRIA FAMILIAR:

-6- HISTÓRIA PESSOAL:

-7- HISTÓRIA DOS HÁBITOS:

1) Mastigação de tabaco:

- Quantidade/dia:
- Frequência/dia:
- Duração:
- Conteúdo da moeda de tabaco:

2) Mastigação de Gutkha:

- Quantidade/dia:
- Frequência/dia:
- Duração:

3) Mastigação de panelas:

- Com/sem noz de bétele

- Com/sem tabaco
- Quantidade/dia:
- Frequência/dia:
- Duração:

4) Fumar:

- Tipo:
- Quantidade/dia:
- Frequência/dia:
- Duração:

5) Álcool:

- Tipo:
- Quantidade/dia:
- Frequência/dia:
- Duração:

-I- EXAME FÍSICO GERAL

- O doente está bem orientado em relação ao tempo, ao lugar e à pessoa.
- Todos os sinais vitais:
- Temperatura:
- Pulso:
- Respiração:

-I- EXAME ORAL SUPLEMENTAR

- Simetria facial:
- Andamento:
- Construído:
- Perfil:
- Lábios:
- ATM:
- Gânglios linfáticos:

-I- EXAME INTRA-ORAL

1) **Exame dos tecidos moles:**

* Língua:

* Mucosa labial:

* Gengiva:

* Mucosa bucal:

* Pavimento da boca:

* Lábios:

* Crista alveolar:

* Paladar:

2) **Exame dos tecidos duros:**

* Dentes presentes:

* Falta de dentes:

* Dentes cariados:

* Dentes restaurados:

* Estado periodontal:

* Lesões associadas, se existirem:

-EXAME DA LESÃO

* Inspeção:

* Palpação:

-1- DIAGNÓSTICO PROVISÓRIO:

-2- INVESTIGAÇÕES:

* Radiografias:

* Exame de sangue:

* Biópsia incisional:

-1- DIAGNÓSTICO HISTOPATOLÓGICO:

-2- DIAGNÓSTICO FINAL:

ANEXO 4- FORMULÁRIO PARA REGISTO DO PADRÃO DERMATOGLÍFICO

<u>PROFORMA PARA REGISTO DO PADRÃO DERMATOGLÍFICO</u>

-1- PORMENORES SOBRE O ASSUNTO:

-2- DIAGNÓSTICO:

-3- DEDOS: IIIIIIIVV

- **Certo:**

- **Esquerda:**

-1- PALMEIRAS: EsquerdaDireita

-2- ZONA HIPOTENAR:

-3- PADRÃO INTERDIGITAL THENAR/FIRST (I_1):

-4- SEGUNDO PADRÃO INTERDIGITAL (I_2):

-5- TERCEIRO PADRÃO INTERDIGITAL (I_3):

-6- QUARTO PADRÃO INTERDIGITAL (I_4):

-7- CONTAGEM TOTAL DAS CRISTAS DOS DEDOS (TFRC):

-8- ângulo atd:

-9- contagem de ab:

ANEXO 5- FORMULÁRIO DE CONSENTIMENTO

<u>CONSENTIMENTO INFORMADO PARA PACIENTES COM OSCC</u>

DEPARTAMENTO DE MEDICINA ORAL E RADIOLOGIA

DR D Y PATIL DENTAL COLLEGE & HOSPITAL, PIMPRI, PUNE-18

-1- **TÓPICO DA DISSERTAÇÃO**: Dermatoglifia de Palmer em pacientes com carcinoma de células escamosas oral.

-2- **INTRODUÇÃO**: Está a ser realizado um estudo em doentes com CCEO.

-3- **OBJECTIVO DO ESTUDO**: Estudar os dermatoglifos palmares em doentes com CCEO

-4- **RECOLHA DE AMOSTRAS**: História detalhada do caso, fotografias clínicas, impressões digitais e da palma da mão, relatório de biópsia, consentimento informado dos doentes com CCEO.

-5- **BENEFÍCIOS**: Este estudo ajudará a avaliar a correlação entre os dermatoglifos palmares e o CCEO

-6- **RECUSA DE PARTICIPAÇÃO**: É livre de expressar a sua recusa de participação no estudo.

-7- **CONFIDENCIALIDADE** : Durante o estudo, a confidencialidade das suas informações e da sua identidade será mantida. As suas informações não serão utilizadas de forma abusiva.

-8- **ESTUDO EFECTUADO POR**: Dr. Vishwas Kadam (Estudante de PG, Departamento de OMR, Faculdade e Hospital Dentário Dr. D. Y. Patil, Pimpri, Pune)

-9- **ESTUDO SOB A ORIENTAÇÃO DE**: Dr. Prashant Suvarna (guia de PG, Departamento de RUP, Dr. D. Y. Patil dental college& hospital, Pimpri, Pune)

<u>DECLARAÇÃO</u>

Eu, com anos de idade, li as informações acima

cuidadosamente e que o Dr. Vishwas Kadam me explicou a minha participação no estudo na minha língua vernácula. Estou disposto a fornecer-lhe todas as informações necessárias, as minhas fotografias, o relatório da biopsia e as impressões digitais e da palma da mão.

Autorizo todo este estudo por minha livre vontade, na minha presença consciente do espírito e dos sentidos. Além disso, o meu familiar acompanhante foi explicado sobre o estudo na minha presença.

Assinatura do médico assistente

Assinatura do doente com CCEO

Assinatura do familiar

ANEXO 6 - ILUSTRAÇÕES

CASO N.º: 1

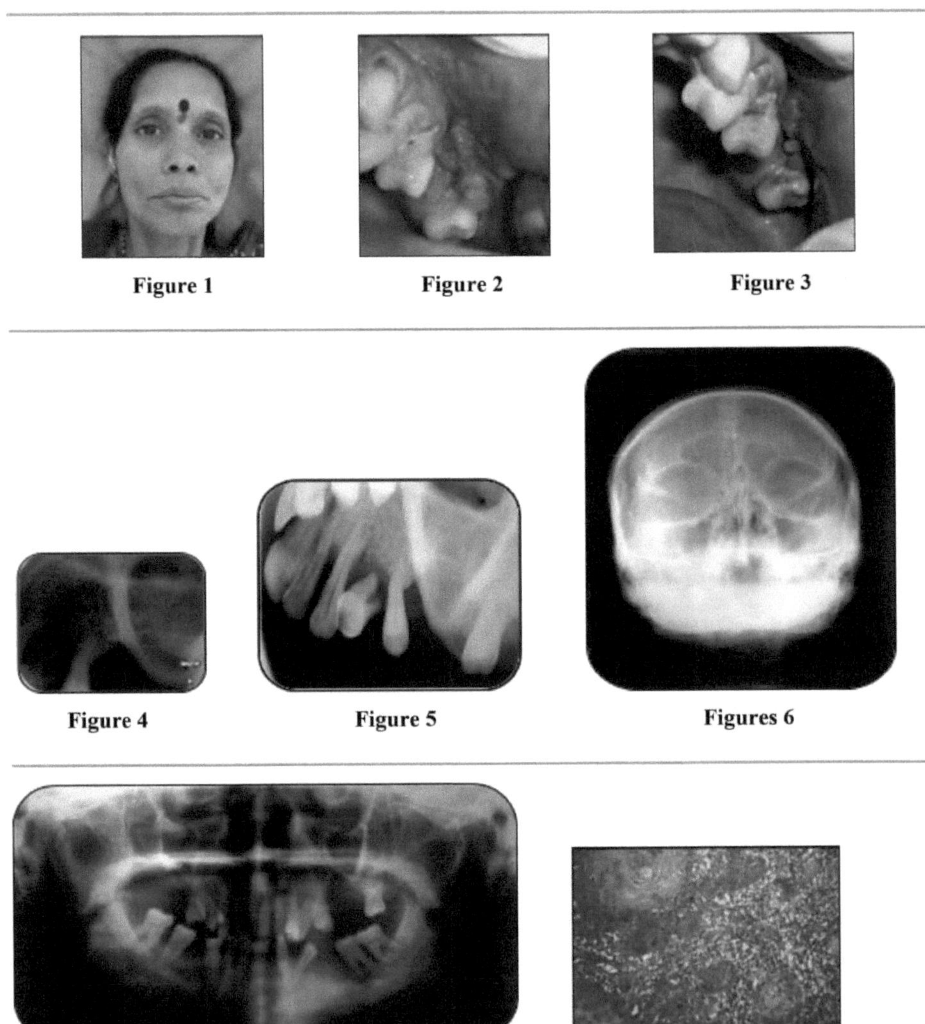

Figure 1   Figure 2   Figure 3

Figure 4   Figure 5   Figures 6

Figure 8   Figure 9

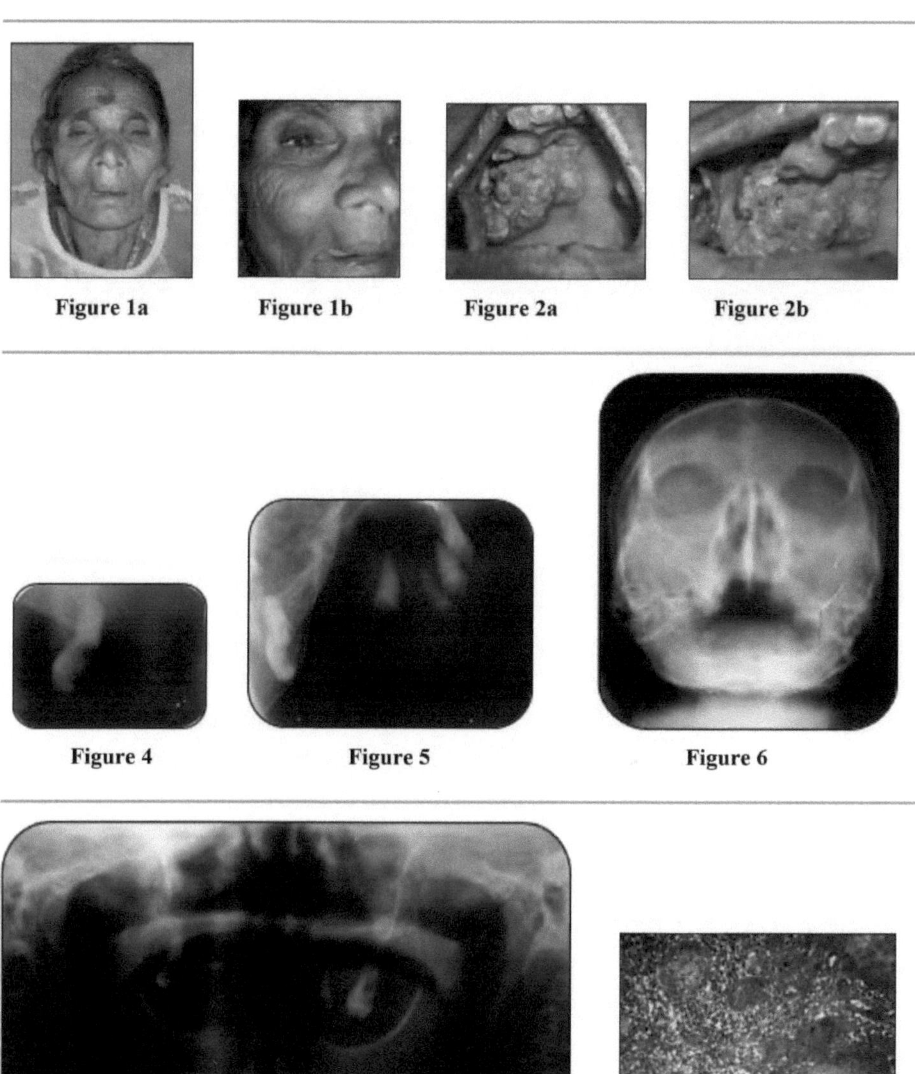

Figure 1a   Figure 1b   Figure 2a   Figure 2b

Figure 4   Figure 5   Figure 6

Figure 8   Figure 9

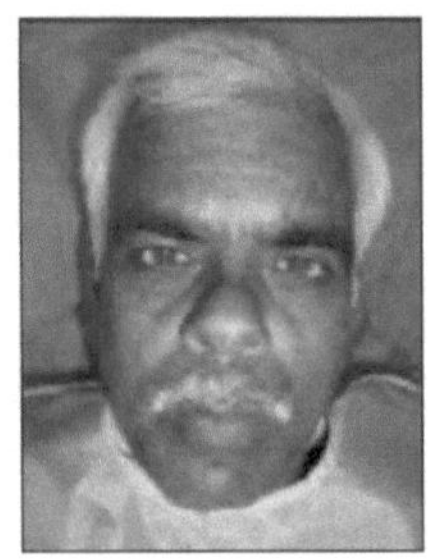

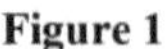

Figure 1

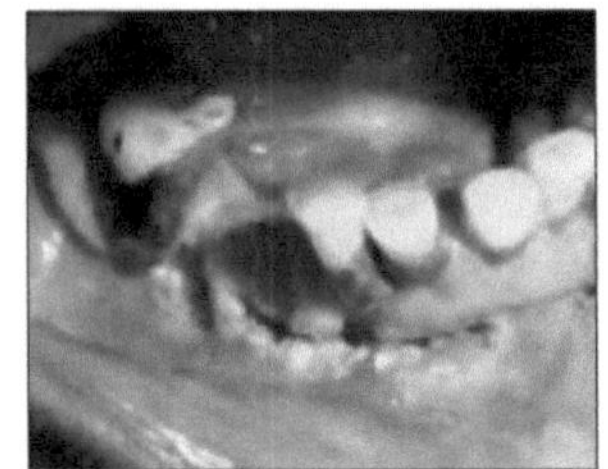

Figure 2

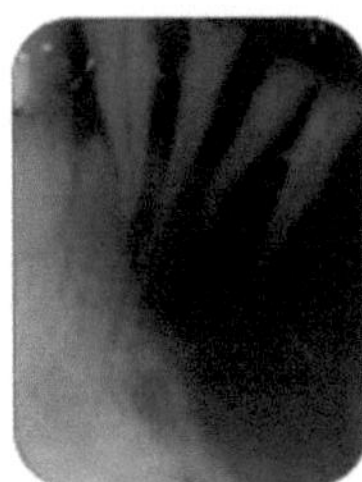

Figure 4a

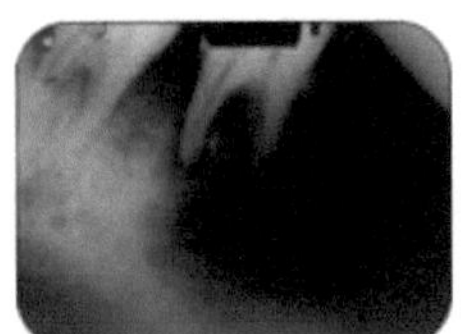

Figure 4b

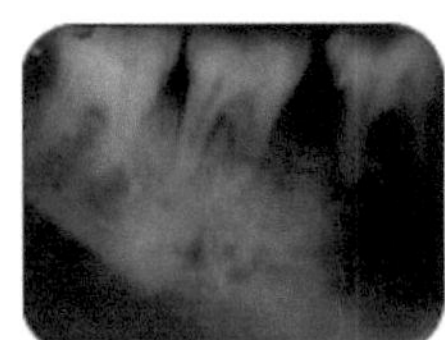

Figure 4c

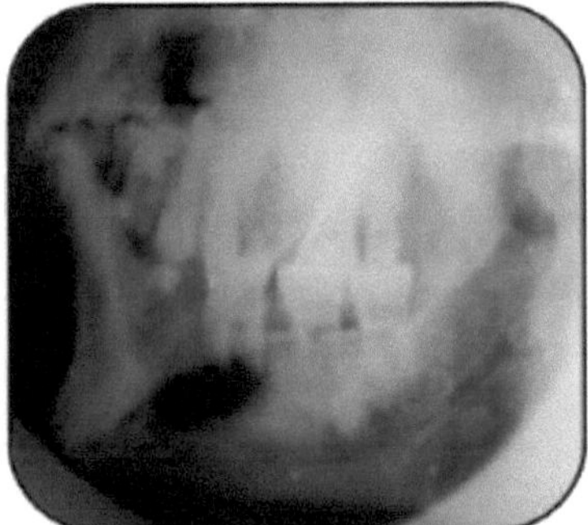

Figure 7

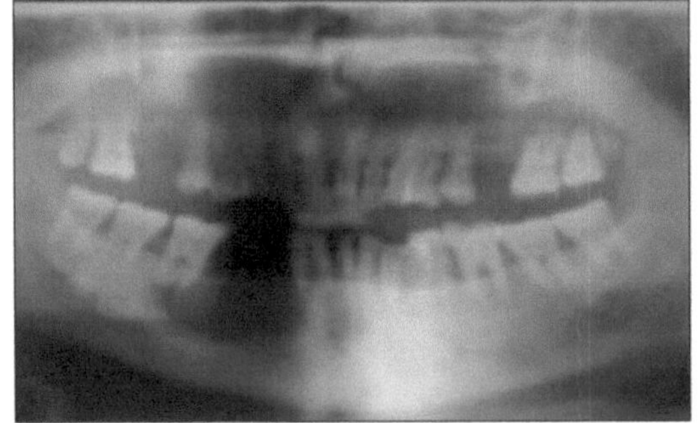

Figure 8

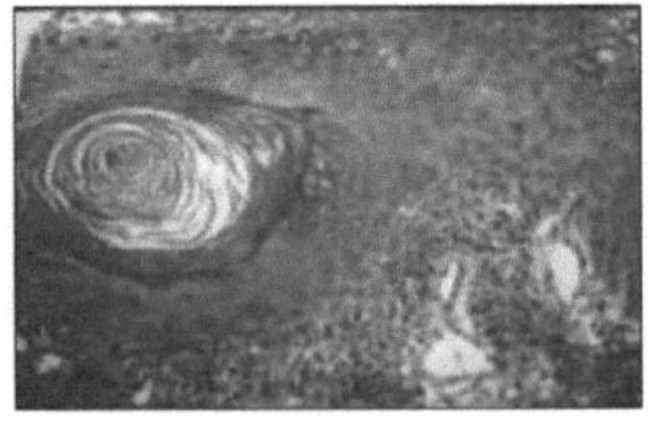

Figure 9

ANEXO 7- CASOS E IMPRESSÕES DIGITAIS DE CONTROLO

Padrão de impressões digitais de um doente com CCEO - Caso n.º 1a

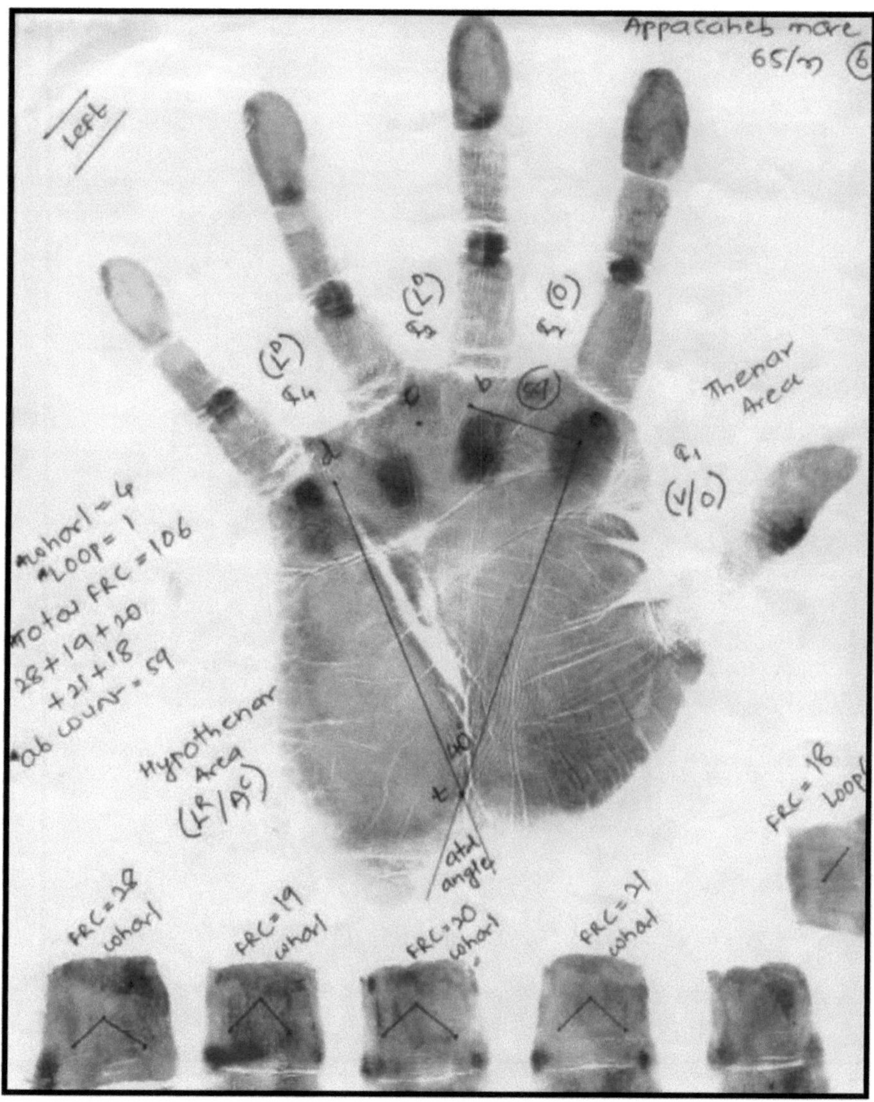

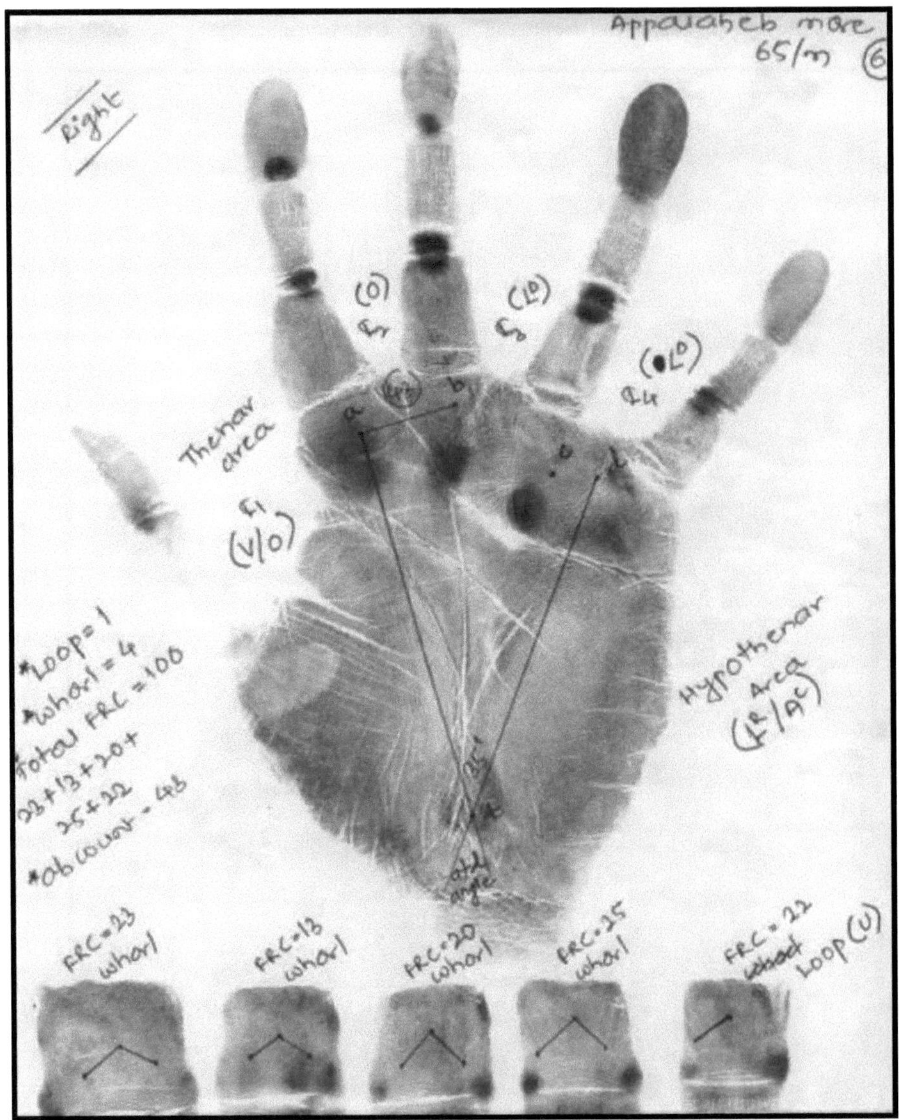
Appavaheb more
65/m   6
Right
(O)
(LO)
(•LO)
Thenar area
(V/O)
*Loop=1
*Whorl=4
*Total FRC=100
28+13+20+
25+22
*ab count = 48
a   b
Hypothenar area
(F/Ac)
atd angle
FRC=23
whorl
FRC=13
whorl
FRC=20
whorl
FRC=25
whorl
FRC=22
whorl
Loop(U)

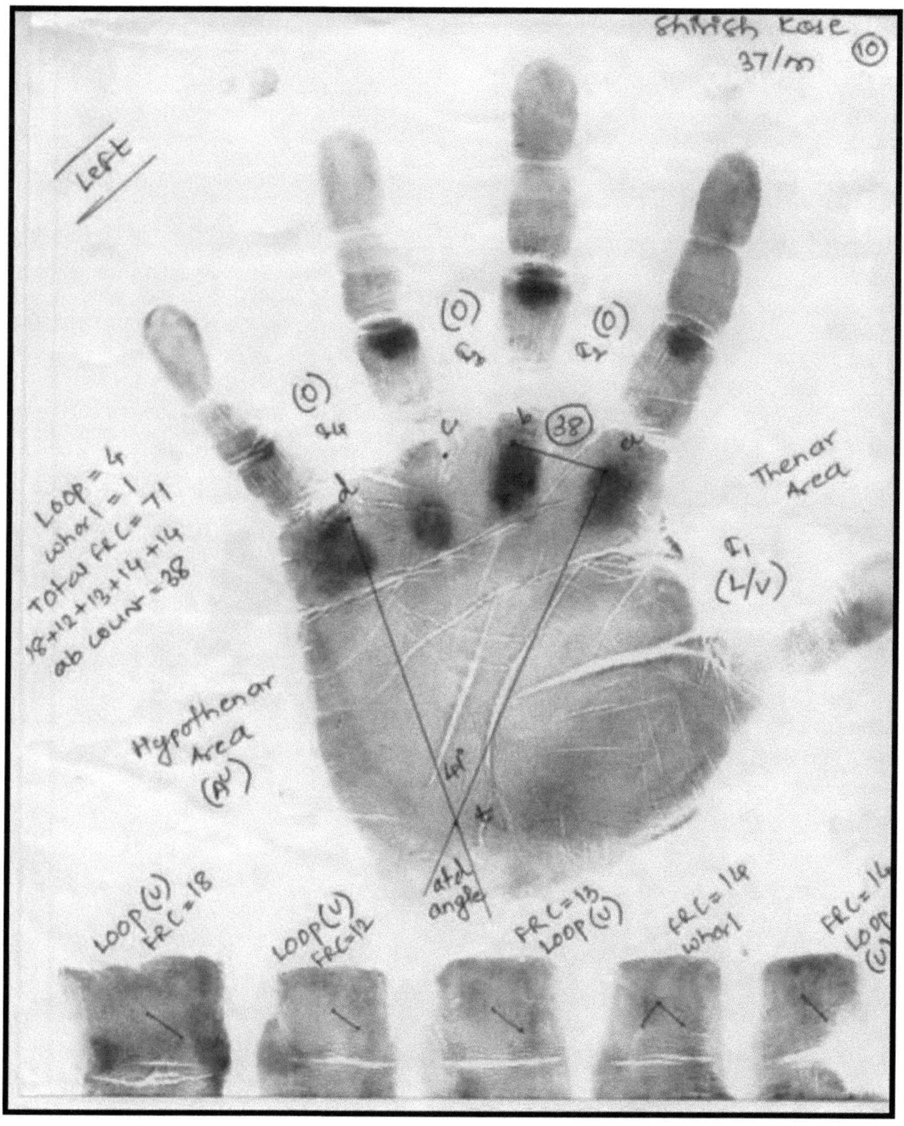
Shirish Kore
37/m
Left
LOOP = 4
whorl = 1
Total FRC = 71
18+12+13+14+14
ab count = 38
Hypothenar
Area
(A")
Thenar
Area
t₁
(L/v)
atd
angle
LOOP (u)
FRC = 18
LOOP (u)
FRC = 12
FRC = 13
LOOP (u)
FRC = 14
whorl
FRC = 16
LOOP
(u)

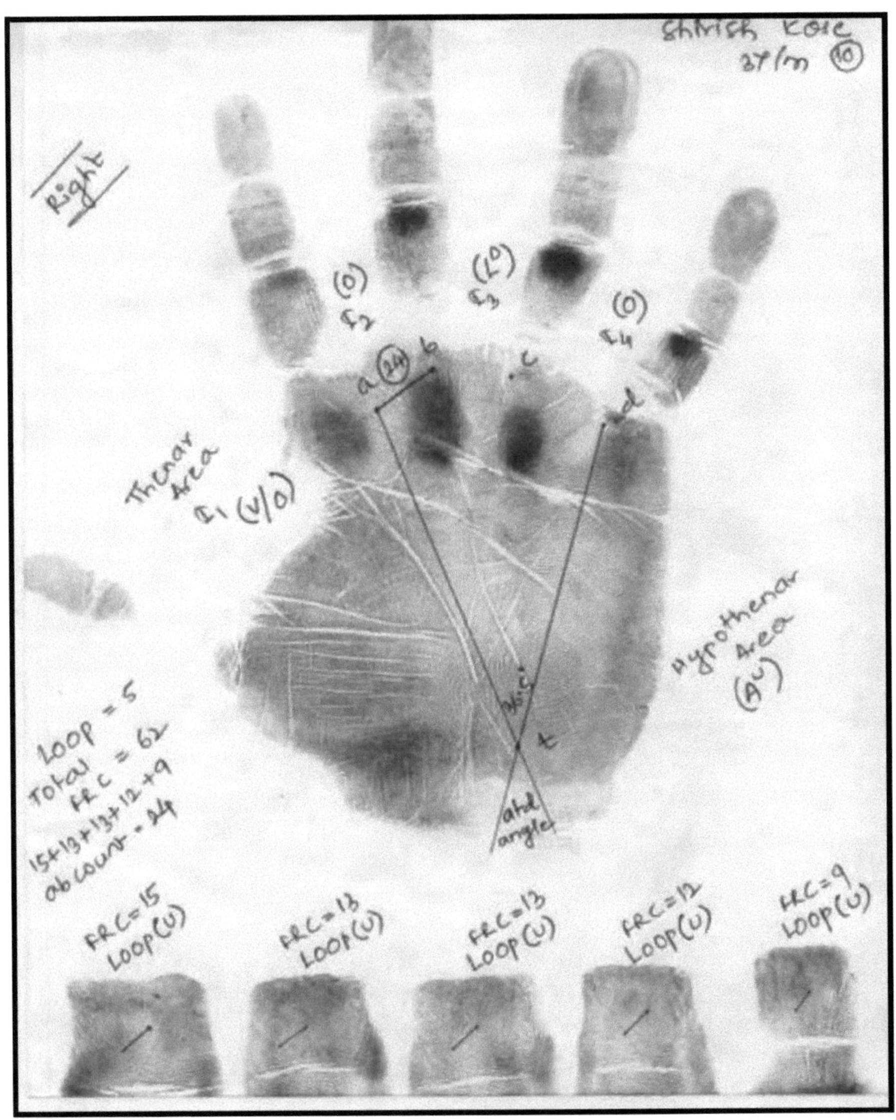
Shirish Kore
37/m (10)
Right
(0)
F2
(L0)
F3
(0)
F4
a (24) b
c
d
Thenar Area
F1 (V/0)
Hypothenar Area
(A^u)
b'c
t
atd angle
LOOP = 5
Total FRC = 62
15+13+13+12+9
abcount = 24
FRC=15 LOOP(U)
FRC=13 LOOP(U)
FRC=13 LOOP(U)
FRC=12 LOOP(U)
FRC=9 LOOP(U)

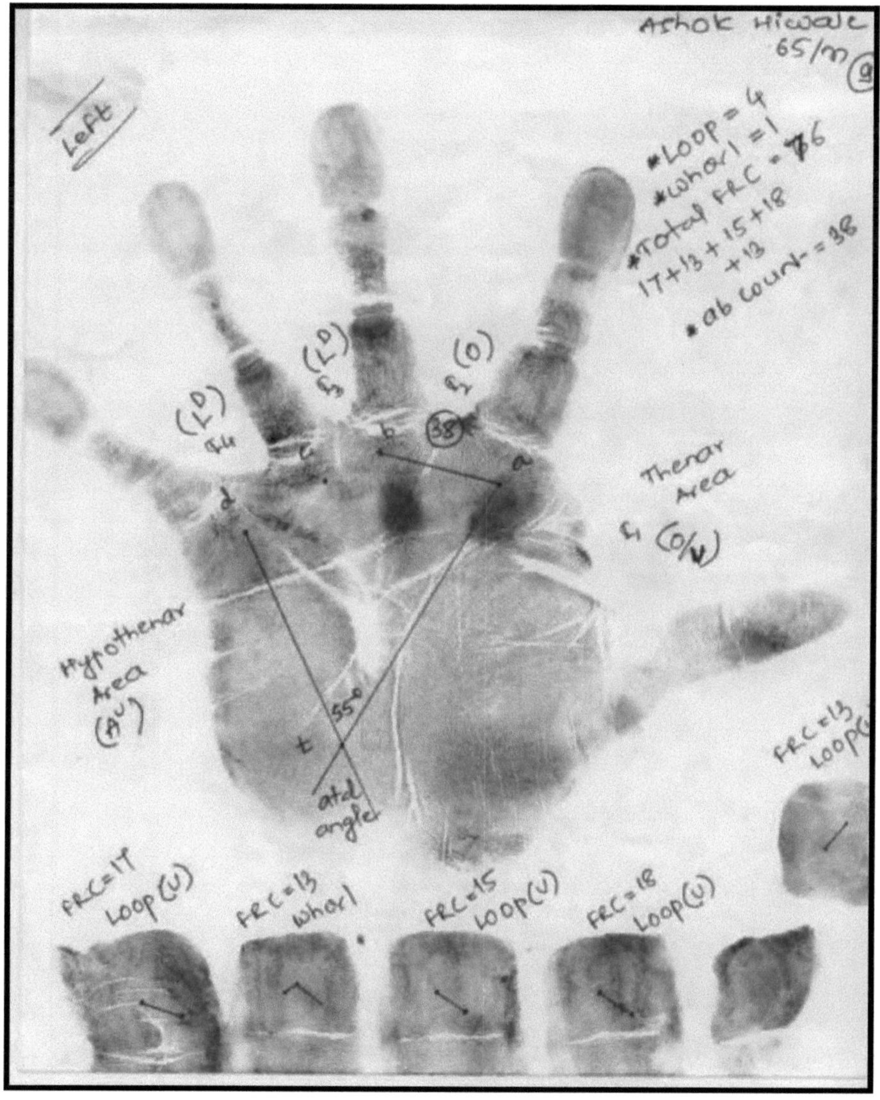

75

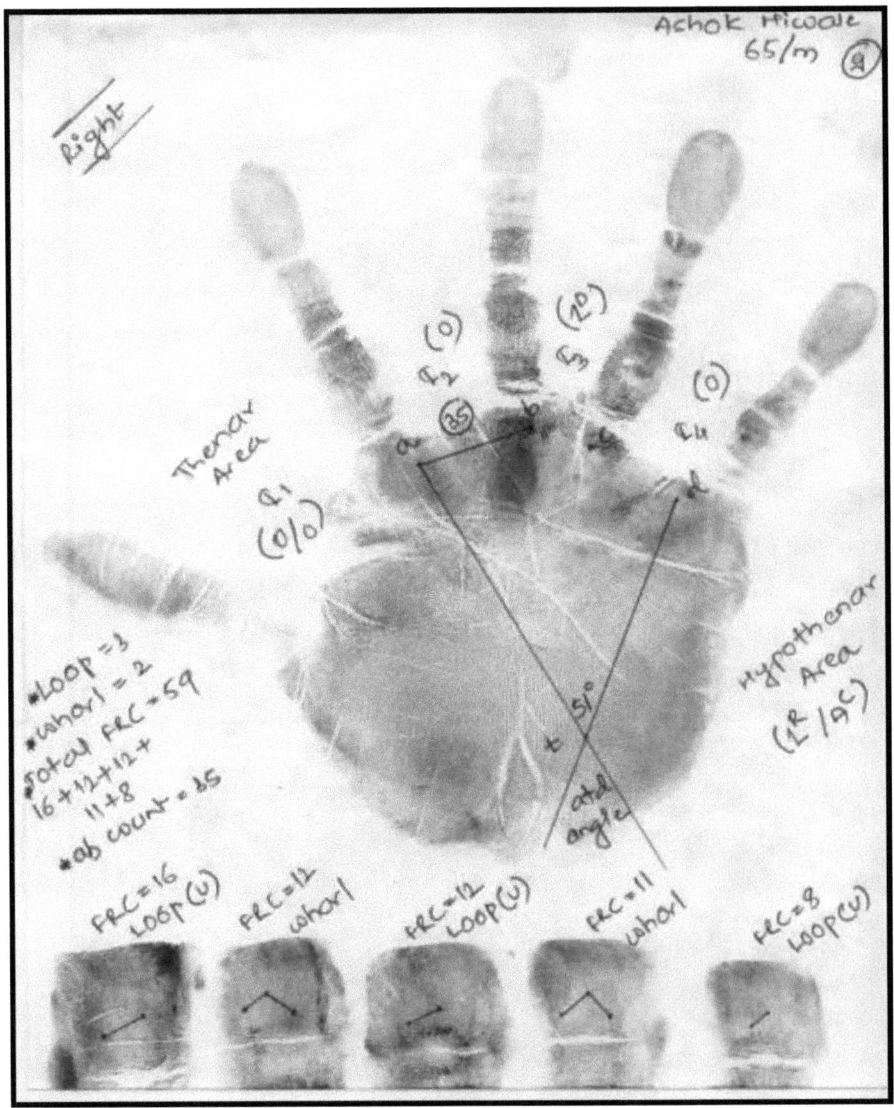
Ashok Hiwale
65/m
Right
Thenar Area
(0/0)
t₁
t₂ (0)
t₃ (70)
t₄ (0)
a
b
c
d
Hypothenar Area
t 51°
atd angle
*LOOP =3
*whorl = 2
*total FRC =59
16+12+12+ 11+8
*ab count = 25
FRC=16 LOOP(u)
FRC=12 whorl
FRC=12 LOOP(u)
FRC=11 whorl
FRC=8 LOOP(u)

Padrão das impressões digitais dos doentes do grupo de controlo - Caso n.º 4a

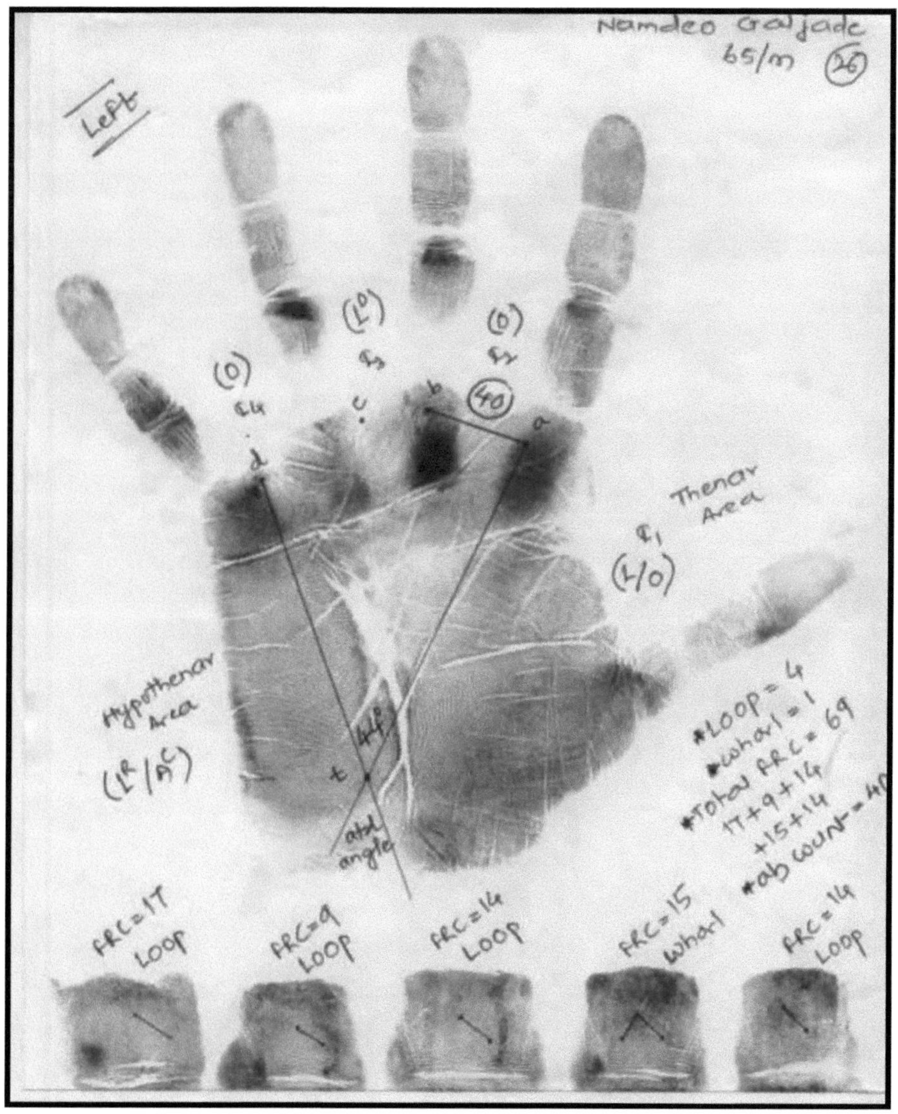

Padrão das impressões digitais dos doentes do grupo de controlo - Caso n.º 4b

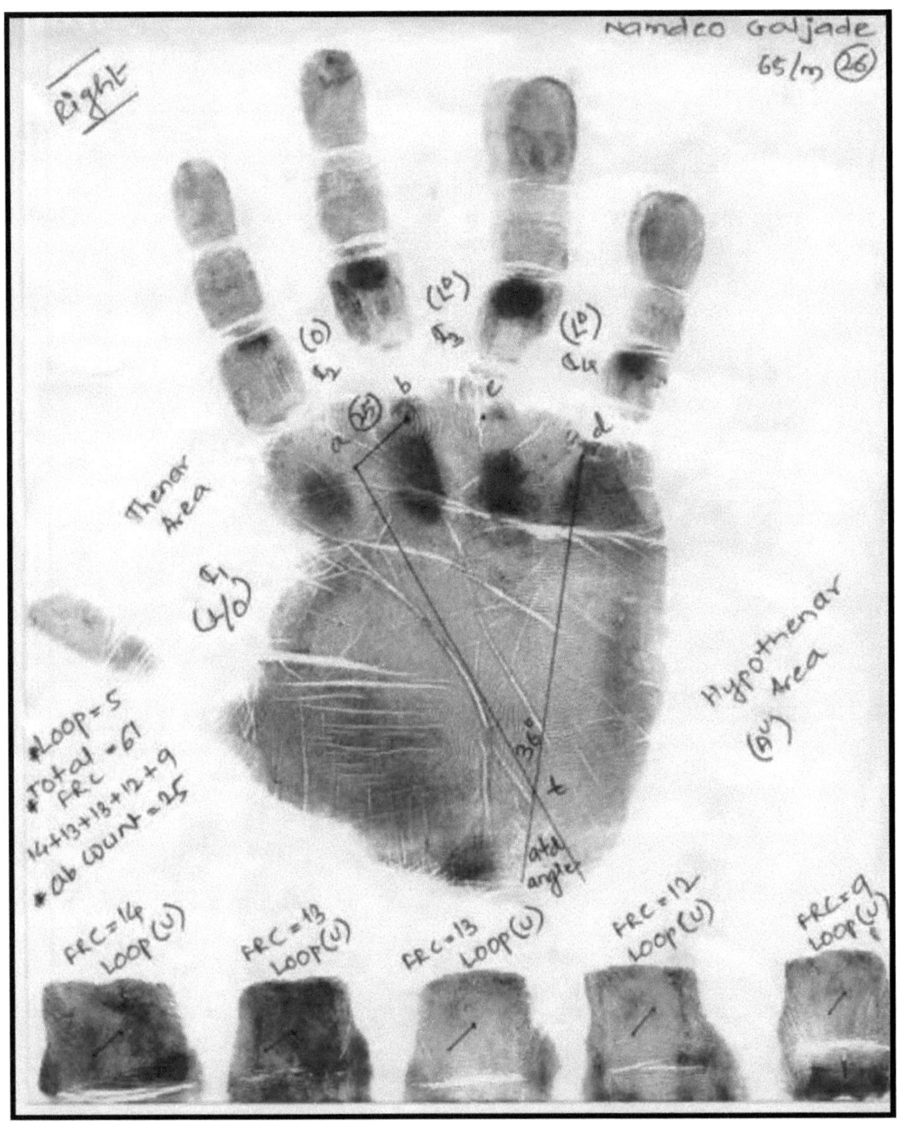

Padrão das impressões digitais dos doentes do grupo de controlo - Caso n.º 5a

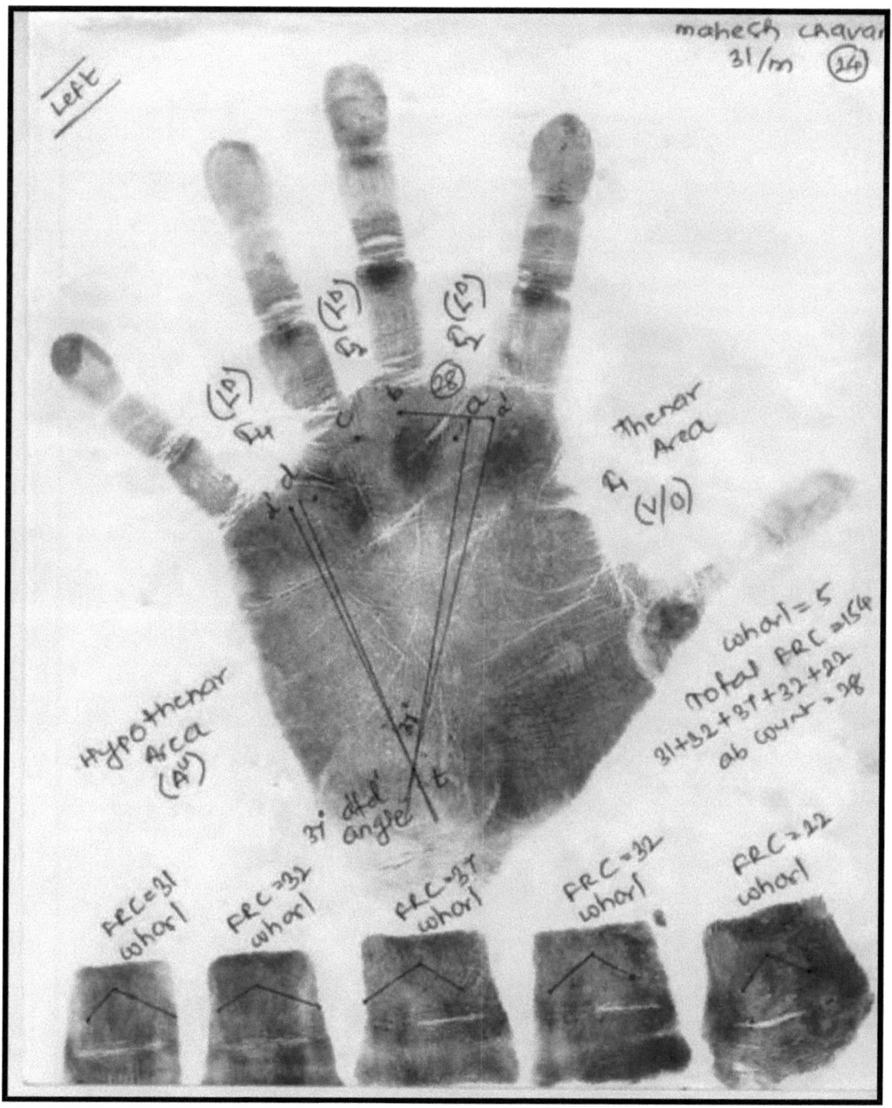

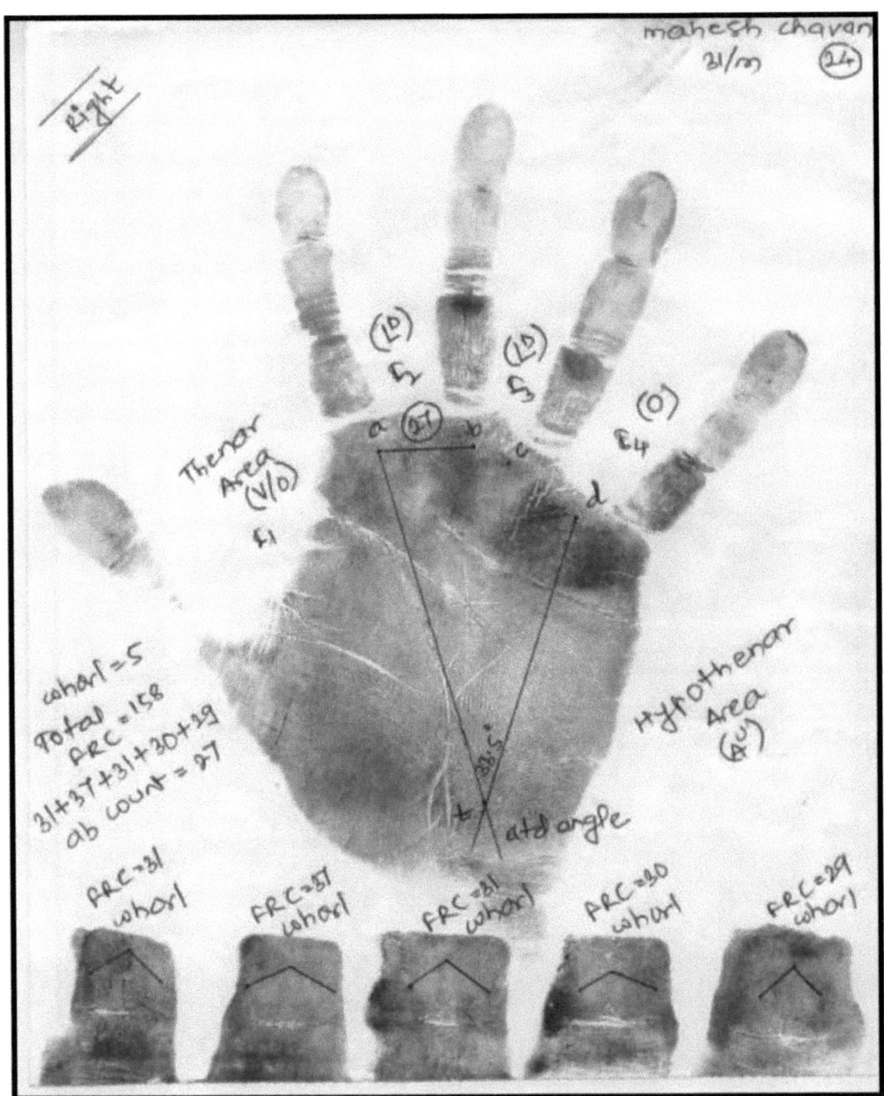

mahesh chavan
31/m
24
right
Thenar Area (V/O) E1
(LD) E2
(LD) E3
(O) E4
a 27 b
c
d
whorl = 5
Total FRC = 158
31+37+31+30+29
ab count = 27
atd angle
Hypothenar Area (A)
FRC=31 whorl
FRC=37 whorl
FRC=31 whorl
FRC=30 whorl
FRC=29 whorl

Obrigado

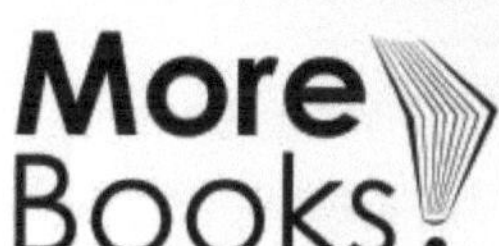

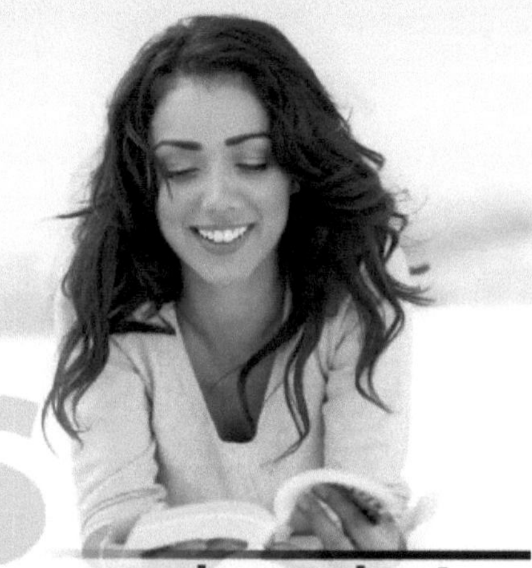

I want morebooks!

Buy your books fast and straightforward online - at one of world's fastest growing online book stores! Environmentally sound due to Print-on-Demand technologies.

Buy your books online at
www.morebooks.shop

Compre os seus livros mais rápido e diretamente na internet, em uma das livrarias on-line com o maior crescimento no mundo! Produção que protege o meio ambiente através das tecnologias de impressão sob demanda.

Compre os seus livros on-line em
www.morebooks.shop

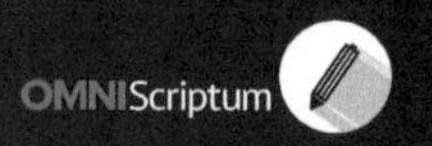

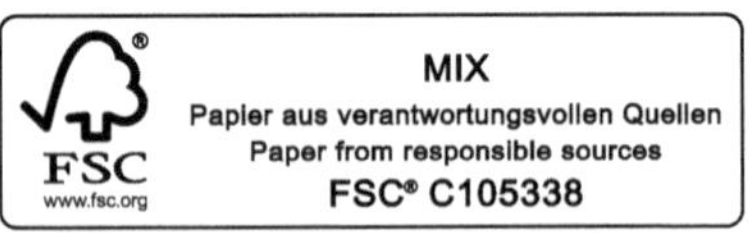

Printed by Books on Demand GmbH, Norderstedt / Germany